Vinay PavanKumar Kadavakolanu
Jayakar Shetty
Cheeranjeevi Reddy

Efeito do retorque na perda de binário inicial e na manutenção da pré-carga

Vinay PavanKumar Kadavakolanu
Jayakar Shetty
Cheeranjeevi Reddy

Efeito do retorque na perda de binário inicial e na manutenção da pré-carga

ScienciaScripts

Imprint

Cover image: www.ingimage.com

This book is a translation from the original published under ISBN 978-3-659-82506-4.

Publisher:
Sciencia Scripts
is a trademark of
Dodo Books Indian Ocean Ltd. and OmniScriptum S.R.L publishing group

120 High Road, East Finchley, London, N2 9ED, United Kingdom
Str. Armeneasca 28/1, office 1, Chisinau MD-2012, Republic of Moldova, Europe
Printed at: see last page
ISBN: 978-620-8-12921-7

Efeito do retorque na perda de torque inicial e na manutenção da pré-carga no sistema de pilar de implante

Vinay PavanKumar K
Estudante de pós-graduação,
Departamento de Dentisteria Protética
AECS Maaruti College of Dental Sciences
and Research Centre, Bangalore
Dr. Jayakar Shetty
Professor de Dentisteria Protética
AECS Maaruti College of Dental Sciences
and Research Centre, Bangalore
Dr. Chiranjeevi Reddy
Leitor
Departamento de Dentisteria Protética Faculdade de Ciências Dentárias
e Centro de Investigação
AECS Maaruti
, Bangalore

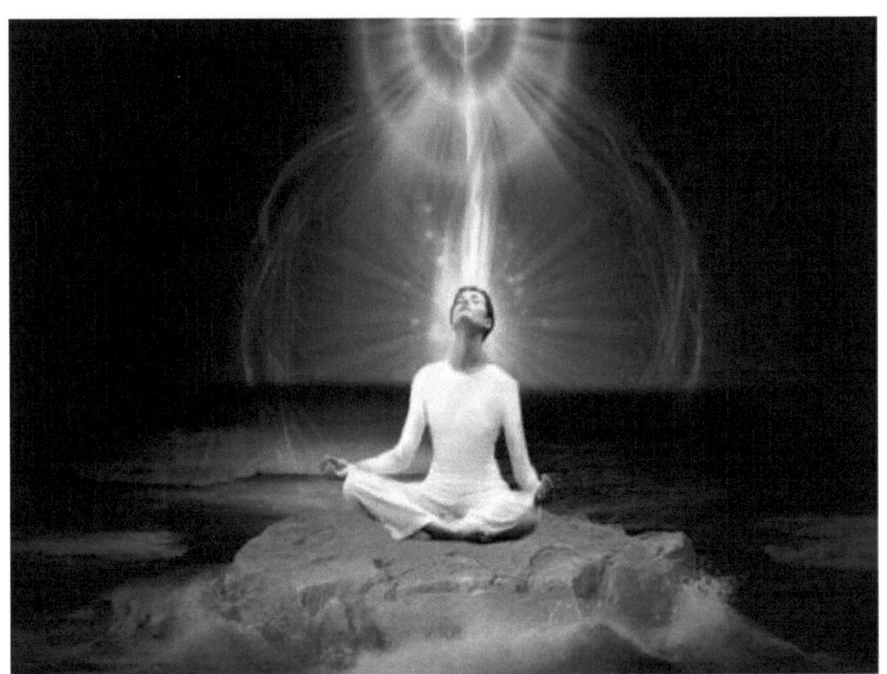

"Kfimidedge gera humildade, pela humildade torna-se digno, sendo digno ganha-se riqueza, com a riqueza ganha-se religiosidade, e pela religiosidade encontra-se a felicidade eterna"

- Hitopadesha

ÍNDICE

Determinação da perda de torque inicial e do efeito do reaperto na manutenção da pré-carga no sistema de pilar de implante

Resumo

Objectivos

Determinar a perda de binário dos parafusos do pilar de titânio após a aplicação de pré-carga utilizando o método de destorque em diferentes intervalos de tempo e avaliar a alteração dos valores de binário dos parafusos do pilar após carga cíclica

Materiais e métodos

Quarenta moldes mandibulares parcialmente edêntulos com primeiros molares ausentes bilateralmente foram feitos em resina acrílica autopolimerizável. Foram selecionadas duas marcas de implantes dentários: TOUAREG (3,75 mm x 10 mm, Adin dental implants systems Ltd. Israel) e INDIDENT (3,8 x 10 mm, INMAS-DRDO.INDIA). Nos rebordos edêntulos foram efectuados orifícios para acomodar os implantes dentários. Em cada molde foram posicionados dois implantes. 20 moldes receberam implantes TOUAREG e outros 20 moldes receberam implantes INDIDENT. Os implantes foram posicionados com um topógrafo dentário e fixados à base com resina acrílica autopolimerizável. Uma vez terminada a polimerização, foram fixados pilares para avaliar a altura. De seguida, os pilares foram fresados com um disco de carborundum até uma altura de 5 mm. As roscas dos parafusos dos pilares foram examinadas ao estereomicroscópio para detetar quaisquer defeitos na rosca e na sua continuidade. Todos os oitenta implantes, ou seja, trinta implantes de cada marca, foram examinados antes da aplicação da pré-carga. Os modelos em acrílico com os implantes dentários foram fixados num suporte personalizado. Os parafusos do pilar foram apertados a 30 Ncm com uma chave hexagonal ligada a um torquímetro digital e os intervalos de tempo foram registados com um temporizador digital. Os valores de torque inicial foram medidos no intervalo de tempo de 0 minuto utilizando o torquímetro digital para estabelecer um valor de base para o estudo. Da mesma forma, o binário de remoção foi registado em diferentes intervalos de tempo de 5, 10 e 15 minutos. Os valores de perda de binário foram calculados comparando os valores de binário inicial e de binário de remoção. Os modelos em acrílico com implantes dentários foram fixados no suporte personalizado. Os parafusos do pilar receberam um binário inicial de 30 Ncm utilizando a chave hexagonal ligada ao medidor de binário digital. Os parafusos do pilar torcidos receberam um binário de reaperto de 30 Ncm aos 5/10/15 minutos após o torque inicial. Cinco minutos após o reaperto, os valores de destorque foram medidos para estimar a perda de torque. Os modelos feitos para a experiência anterior foram utilizados para os testes. Foram efectuados padrões de cera das coroas nos pilares com um orifício de acesso na superfície oclusal. Isto permitiu um acesso fácil ao parafuso do pilar da coroa. Os padrões de cera foram padronizados utilizando um molde derramado. Um total de oitenta padrões de cera foram fabricados e fundidos juntamente com os pilares fresados e as coroas foram torcidas aos implantes dentários. Foi colocada uma bola de algodão no interior do orifício de acesso e este foi fechado com compósito fotopolimerizável. Os parafusos dos pilares feitos à medida foram apertados novamente através do orifício de acesso da superfície oclusal das coroas em diferentes intervalos de tempo. O conjunto implante/pilar restaurado foi submetido a um teste de carga cíclica com uma carga de 250 N a 2 Hz, $5x10^6$ ciclos. A duração da carga cíclica foi equivalente a 5 anos de mastigação. Quatro grupos de conjunto implante/pilar foram sujeitos a carga mecânica cíclica Rn, R5, R10, R15. Após a carga cíclica, os orifícios de acesso foram abertos com uma broca de diamante, o binário final foi medido e a perda de binário foi determinada. Todos os oitenta parafusos do pilar foram avaliados após a carga cíclica utilizando o estereomicroscópio. A ANOVA fatorial foi utilizada para analisar a significância estatística entre a quantidade de perda de torque dos conjuntos de pilares de implantes reapertados aos 5, 10 e 15 minutos em comparação com antes e depois da carga cíclica.

Resultados

Verificou-se que a percentagem média de perda de torque era mais elevada nos implantes/pilares não reapertados (Rn) em comparação com os implantes reapertados após o torque inicial, independentemente dos intervalos de tempo e do tempo de espera em ambos os sistemas de implantes/pilares. A percentagem média de perda de torque para o sistema de implantes dentários Adin aos 0 minutos para o grupo não reapertado (Rn) foi de 13,67%, o grupo de implantes/pilares reapertados após 5 minutos de torque inicial (R5) foi de 8,23%, o grupo de implantes/pilares reapertados após 10 minutos de torque inicial (R10) foi de 5,33%, o grupo de implantes/pilares reapertados após 10 minutos de torque inicial (R10) foi de 5,33%, o grupo de implantes/pilares reapertados após 10 minutos de torque inicial (R14) foi de 5,33% e o grupo de implantes/pilares reapertados após 10 minutos de torque inicial (R15) foi de 5,33%.A percentagem média de perda de binário para o sistema de implante dentário Indident aos 0 minutos para o grupo não reapertado (Rn) foi de 14,6%, o implante/pilar reapertado após 5 minutos de binário inicial (R5) foi de 7,80%, o implante/pilar reapertado após 10 minutos de binário inicial (R10) foi de 4.A percentagem média de perda de binário para o sistema de implantes dentários Adin no tempo decorrido de 5 minutos após a aplicação do binário final: o grupo não reapertado (Rn) foi de 15,33%, o grupo reapertado após 5 minutos de binário inicial (R5) foi de 9.A percentagem média de perda de binário para o sistema de implantes dentários Indident no tempo decorrido de 5 minutos após a aplicação do binário final: o grupo de implantes/pilares não apertados (Rn) foi de 14.80%, o grupo dos implantes/pilares reapertados após 5 minutos de torque inicial (R5) foi de 7,03%, o grupo dos implantes/pilares reapertados após 10 minutos de torque inicial (R10) foi de 4,07%, o grupo dos implantes/pilares reapertados após 15 minutos de torque inicial (R15) foi de 4,03%.A percentagem média de perda de torque para o sistema de implantes dentários Adin após carga mecânica cíclica para o grupo não reapertado (Rn) foi de 37,93%, o implante/pilar reapertado após 5 minutos de torque inicial (R5) foi de 28,00%, o implante/pilar reapertado após 10 minutos de torque inicial (R10) foi de 19,70%, o implante/pilar reapertado após 15 minutos de torque inicial (R15) foi de 18,30%.A percentagem média de perda de binário para o sistema de implantes dentários Indident após carga mecânica cíclica para o grupo de implantes/pilares não reapertados (Rn) foi de 61,30%, o grupo de implantes/pilares reapertados após 5 minutos de binário inicial (R5) foi de 20,27%, o grupo de implantes/pilares reapertados após 10 minutos de binário inicial (R10) foi de 15.A carga mecânica cíclica dos implantes teve influência na percentagem de perda de binário quando comparada com os implantes/pilares com carga não cíclica e com os implantes/pilares com carga cíclica. Entre os grupos reapertados, os pilares reapertados após 10 e 15 minutos de aplicação do binário inicial apresentaram uma menor percentagem de perda de binário do que os pilares reapertados após 5 minutos de aplicação do binário inicial, independentemente dos sistemas implante/pilar. A ordem decrescente da percentagem de perda de torque após carga mecânica cíclica foi Rn>R5>R10>R15.

Conclusões

A perda de torque foi observada em ambos os sistemas de implante/pilar Adin e Indident, independentemente do reaperto e do tempo de reaperto. A percentagem de perda de torque do sistema implante/pilar é diretamente proporcional ao tempo decorrido após a aplicação do torque inicial. O reaperto após a aplicação do binário inicial reduziu significativamente a percentagem de perda de binário. O reaperto dos implantes/pilares afectou o processo de assentamento entre as roscas e os encaixes dos parafusos dos sistemas de implante/pilar da Adin e da Indident. O fenómeno de assentamento das roscas dos parafusos após o aperto inicial também depende do tempo. O reaperto dos parafusos do pilar após 10 minutos da aplicação do binário inicial reduziu a perda média de binário e obteve uma melhor pré-carga, independentemente dos sistemas de implante/pilar. Clinicamente, esta perda de binário deve-se ao micromovimento das roscas do parafuso do implante/pilar aquando da carga oclusal do implante. O reaperto dos parafusos do pilar 10 minutos após a aplicação do binário inicial aumenta a pré-carga final através do efeito de substituição do assentamento e também reduz a perda de binário devido ao micromovimento dos encaixes dos parafusos durante a carga oclusal.

Palavras-chave MeSH: implantes dentários, pré-carga, binário, reaperto, intervalo de tempo, carga cíclica, ciclismo mecânico

Introdução

Existem provas documentais suficientes que comprovam que o tratamento com implantes dentários tem um prognóstico previsível. Apesar da elevada taxa de sucesso, ocorrem falhas com os implantes dentários. A falha mecânica mais frequentemente registada está relacionada com o afrouxamento do parafuso do pilar. Existem vários factores atribuídos ao afrouxamento do parafuso. Um dos factores é a pré-carga ideal aplicada, que mantém as roscas do parafuso firmemente adaptadas à contraparte de encaixe do parafuso. O afrouxamento do parafuso parece ser um incidente menor, mas as complicações resultantes não devem ser subestimadas. Clinicamente, o afrouxamento do parafuso é desagradável para o doente, demorado e dispendioso para o operador. O reaperto do parafuso do pilar solto requer a recuperação da coroa, o que não é fácil de conseguir e, ocasionalmente, acaba por sacrificar a coroa. Por isso, é desejável evitar que o parafuso do pilar se solte. Após a aplicação do torque ótimo, observou-se que a perda de torque se manifesta e depende do tempo. A perda de pré-carga pode ser de 2% a 10%. A pré-carga depende do binário aplicado, do material do componente, da conceção da cabeça e da rosca do parafuso e do coeficiente de atrito das superfícies de contacto. A pré-carga e a magnitude do binário restante no passo de relaxamento são reduzidas quando o coeficiente de atrito aumenta e, por conseguinte, ocorre um maior efeito de assentamento. Winkler et al concluíram que, para reduzir o efeito de assentamento, o parafuso do pilar deve ser reapertado 10 minutos após a aplicação do binário inicial. A carga oclusal do complexo do implante após a colocação da prótese é transferida através do complexo do implante e distribuída para o osso de suporte. A sobrecarga oclusal ocorre quando a pré-carga na articulação do parafuso é excedida, o que pode resultar na falha prematura do implante por fadiga ou afrouxamento do parafuso. Este fenómeno ainda não foi totalmente explorado. Assim, o presente estudo foi concebido para avaliar a perda de torque inicial e o efeito do reaperto e da carga mecânica cíclica na manutenção da pré-carga no sistema de pilar de implante de titânio.

Objectivos

Os objectivos do presente estudo foram:

i. Determinar a perda de binário dos parafusos do pilar de titânio após a aplicação de pré-carga utilizando o método de detorque em diferentes intervalos de tempo.

ii. Avaliar a alteração dos valores de torque dos parafusos do pilar após carga cíclica

Revisão da literatura

A literatura revista neste estudo incide sobre a mecânica do parafuso, métodos, quantidade e determinação da perda de binário inicial, efeito do reaperto e carga mecânica cíclica na manutenção da pré-carga no sistema de pilar de implante. As literaturas revistas foram publicadas.

A análise pode ser resumida da seguinte forma:

O torque de afrouxamento necessário para parafusos torcidos de três combinações diferentes de pilar/implante retido por parafuso anti-rotacional foi comparado após a aplicação de 6 kg de força durante movimentos intra-orais simulados. É mais provável que o afrouxamento do parafuso ocorra durante o primeiro mês de função. Não se registou uma diferença significativa no binário necessário para soltar o parafuso em nenhum dos sistemas de implantes quando se compararam os resultados de 6 meses com os de 1 mês. - *BreedingLC et al*

O binário reativo resultante produz uma pré-carga entre as roscas do parafuso, mas isso não significa necessariamente que seja alcançada uma pré-carga óptima. Existe uma proporcionalidade indireta entre a pré-carga e o binário aplicado devido às forças de fricção entre as cabeças dos parafusos. O processo de degradação da pré-carga ocorre em duas etapas: mastigação e recuo. O parafuso do pilar ao ser apertado comporta-se como uma mola esticada pela pré-carga. Independentemente da quantidade ou do tipo (axial e transversal) de forças externas, provoca um pequeno deslizamento entre as roscas, que por sua vez provoca a perda de pré-carga. - *Burguete RL et al*

O diâmetro do parafuso afectaria a relação binário/precarga porque o diâmetro mais pequeno resulta numa diminuição da área de superfície dos flancos de contacto e numa diminuição da resistência de fricção ao aperto. O comprimento do parafuso é inversamente proporcional à pré-carga resultante, porque quanto maior for a área de superfície da interface de contacto, maior será a resistência de fricção ao binário de aperto e menor será a pré-carga resultante. Os parafusos mais curtos, com o mesmo binário de aperto que um parafuso mais comprido, resultarão num maior alongamento do corpo do parafuso devido à diminuição da área de superfície da interface parafuso do pilar/parafuso de retenção protético. O comprimento do colo e o diâmetro maior influenciam a resistência à tração final dos parafusos, o que é importante para a manutenção da pré-carga. A largura da crista e a largura da raiz também influenciam a manutenção da pré-carga através da transferência de carga para o restante complexo do implante. - *Jaarda MJ et al*

O implante único que suporta um único molar é uma situação desafiante e indica a importância do desenho oclusal devido às inúmeras variáveis biomecânicas e factores de carga que actuam na região molar. Foram registados momentos de flexão lateral de até 25 N/cm na região de molares e pré-molares durante a oclusão estática e a mastigação - *Rangert BR et al*

É importante ter em conta a resposta biomecânica da interface entre o osso e o implante, juntamente com a mecânica do parafuso, para uma manutenção óptima da pré-carga. Existem diferenças entre a carga da prótese e a carga do implante. Dependendo da geometria, as forças axiais de tração ou compressão nos implantes podem exceder a força de mordida na prótese, podendo ocorrer a descolagem entre o implante e a interface óssea com forças tão pequenas como 30 Ncm. Podem também ocorrer momentos de flexão nos implantes com magnitudes da ordem dos 10 a 50 N-cm. As deformações principais que excedem o ponto de cedência ocorreram em regiões substanciais da porção crestal da interface durante cada um dos 2500 ciclos de carga. - *Brunski JB*

Os tipos de pilar/implante cónico Morse e spline mantiveram consistentemente uma maior resistência à força de abertura. A percentagem de perda de binário variou entre 3% e 20% na abertura imediata após um período de repouso de 10 segundos. O desgaste dos parafusos do pilar, devido aos ciclos repetidos de fecho/abertura, diminuiu o coeficiente de fricção da cabeça do parafuso, das roscas e de outros componentes de contacto. - *Weiss EI et al*

A restauração de molares em falta com 1 implante de diâmetro largo teve uma maior incidência de afrouxamento do parafuso em comparação com 2 implantes. O estreitamento da mesa oclusal da restauração é fundamental quando se utiliza 1 implante para suportar um molar em falta. A dimensão oclusal da coroa restaurada desempenha um papel crítico na manutenção da pré-carga. - *Bakaeen LG et al*

Não se registou qualquer folga do pilar ou deslocações longitudinais na interface implante-pilar. Aumentar a altura vertical, ou o grau de tolerância de ajuste, entre o hexágono externo do implante e o hexágono interno do pilar, ou eliminar completamente o hexágono externo do implante, não produziu um efeito significativo nos valores de destorque dos parafusos do pilar após 5.000.000 de ciclos em testes de fadiga, ou o equivalente a 5 anos de mastigação para os espécimes de implante/pilar avaliados. - *Cibirka R M et al*

A redução do coeficiente de atrito pode gerar maiores valores de pré-carga. A remoção do parafuso do pilar reduz repetidamente os valores de torque e diminui com a redução do coeficiente de atrito - *Martin WC et al*

Os padrões de onda registados de cada espécime foram comparados com os de parafusos estáveis e desapertados. O número de cargas cíclicas também foi registado. Verificaram-se diferenças nos padrões de onda de acordo com várias forças de binário. O deslocamento inicial, a vibração inicial e a vibração secundária foram registados com um binário de aperto inferior a 4 Ncm imediatamente. Com um binário de aperto de 6 Ncm, foi observada uma deslocação inicial com pouca ou nenhuma vibração secundária. Foi observada uma deslocação inicial muito pequena com um binário de aperto de 10 Ncm, mas não foi observada qualquer deslocação inicial com binários de aperto superiores a 10 Ncm. A quantidade de pré-carga é importante e determinará o processo de afrouxamento do parafuso sob carga cíclica que simula a mastigação in vivo - *Lee J et al*

Aproximadamente 2% de redução da pré-carga em relação ao valor de pré-carga inicial de 10 Ncm em parafusos protéticos de ouro após 5 minutos de aplicação do binário. Verificou-se que é possível obter uma pré-carga mais elevada após a utilização repetida de um parafuso de retenção protético de ouro lubrificado com saliva. - *Tzenakis G K et al*

O reaperto dos parafusos do pilar 10 minutos após a aplicação do torque inicial deve ser efectuado por rotina e o aumento do valor do torque dos parafusos do pilar acima de 30 N-cm pode ser benéfico para a estabilidade pilar-implante e para diminuir o afrouxamento dos parafusos. - *Siamos G et al*

O efeito de assentamento (relaxamento de embutimento), tem um papel significativo na estabilidade do parafuso, assegurando que os encaixes da rosca estão completamente em contacto uns com os outros. A micro rugosidade dos parafusos de titânio maquinados resulta em contactos incompletos entre os encaixes das roscas. A extensão do assentamento depende da rugosidade inicial da superfície, da dureza da superfície e da magnitude das forças de carga. A fricção da rosca é maior no primeiro aperto e desaperto de um parafuso, e depois diminui após repetidos ciclos de aperto e desaperto. Redução de 2% a 10% da pré-carga nos primeiros segundos ou minutos após o aperto, devido ao efeito de assentamento. Uma pessoa tem em média 3 episódios de mastigação por dia, cada um com 15 minutos de duração, a uma taxa de mastigação de 60 ciclos por minuto. Isto produz um equivalente a 2700 ciclos de mastigação por dia ou 10^6 ciclos por ano. Aquando da aplicação de uma carga externa, ocorre um micro movimento entre as interfaces dos parafusos, resultando na perda de pré-carga. Um protocolo clínico de reaperto dos parafusos do pilar após dez minutos da pré-carga inicial, ultrapassa o efeito de assentamento. - *Winkler S et al*

O valor da pré-carga variou entre 157,5 e 488,9 N (média de 319,6 N), com uma redução média de 24,9% ao longo de 15 horas, tendo 40,2% desta redução ocorrido nos 10 segundos seguintes ao aperto. Assim, uma prótese nova com parafusos de ouro sofre uma perda significativa de pré-carga após a colocação. - *Cantwell A et al*

Os níveis de binário recomendados pelo fabricante devem ser respeitados para garantir a integridade da união roscada. Os desenhos actuais consistem geralmente numa sede de cabeça plana (para uma menor resistência ao atrito e uma maior pré-carga), um comprimento de haste longo (para um alongamento e pré-carga ideais) e 6 roscas para reduzir o atrito, uma vez que as três primeiras roscas suportam a maior parte da carga - *Tan BF et al*

A pré-carga de 3 tipos de parafuso (parafuso de ouro, parafuso de titânio, parafuso de titânio com tratamento de superfície) para fixação de pilar transmucoso utilizado em próteses suportadas por implantes unitários. Os parafusos de ouro apresentaram valores de pré-carga mais elevados

(131,72+/-8,98N), seguidos dos parafusos de titânio com tratamento de superfície (97,7+/-4,68N) e dos parafusos de titânio (37,03+/-5,69N). Os parafusos de ouro apresentaram um binário de remoção médio de 17,64+/- 1,12Ncm, os parafusos de titânio apresentaram um binário de remoção de 18,75+/- 1,89Ncm e os parafusos de titânio com tratamento de superfície apresentaram um binário de remoção médio de 16,43+/-1,33Ncm. Assim, os parafusos de ouro podem ser indicados para obter uma longevidade superior da ligação pilar-implante e, consequentemente, da restauração protética devido aos maiores valores de pré-carga obtidos. - *Stuker R A et al*

A eficácia clínica das próteses de implantes retidas por parafusos e cimento foi examinada através dos valores de torque inverso dos parafusos do pilar e das aberturas marginais das próteses de implantes. Verificou-se que as forças geradas durante o torque do parafuso do pilar das próteses retidas por parafuso-cimento não causaram mais afrouxamento dos parafusos do pilar do que as próteses de implante puramente cimentadas. As próteses aparafusadas com cimento apresentaram uma melhor adaptação marginal do que a parte cimentada. - *Kim SG et al*

A força de pré-carga óptima recomendada para um parafuso de implante é a que produz um nível de tensão entre 60% e 75% da tensão de cedência do material a partir do qual o parafuso é fabricado. E é a mais adequada em termos de resistência às forças de separação induzidas durante a carga oclusal. A pré-carga gerada é afetada pelo binário de aperto, pelo coeficiente de fricção e pelo grau de lubrificação do ambiente. A pré-carga média gerada num ambiente seco correspondeu a uma tensão de apenas 36,6% da tensão de cedência. O aumento do binário e a diminuição do coeficiente de atrito podem aumentar a pré-carga desenvolvida - *Guda T et al*

Foram testadas duas técnicas de aperto: apenas foi aplicado o binário de aperto inicial de 10 Ncm; e foi aplicado um binário de aperto inicial de 10 Ncm aos parafusos, 10 minutos depois os parafusos foram novamente apertados com 10 Ncm de força. O binário de desaperto foi avaliado 24 horas após o binário de aperto inicial. O torque de afrouxamento de um determinado parafuso do pilar foi avaliado com um torquímetro digital com uma precisão de 0,1Ncm, e este parafuso foi novamente apertado (10Ncm) ao seu implante, assim o torque de afrouxamento dos outros parafusos protéticos foi medido com todos os outros parafusos apertados. A perda de torque para a adaptação passiva sem retorque foi de 6,99 Ncm e com retorque foi de 7,24 Ncm. A perda de binário para a adaptação incorrecta com e sem retorque foi de 5,65 e 7,24 Ncm, respetivamente. O torque de retorno aplicado 10 minutos após o torque de aperto inicial aumentou o torque de afrouxamento dos parafusos de titânio. - *Spazzin AO et al*

Os valores de binário inverso foram medidos em ambos os pilares com parafusos de titânio com e sem lubrificação sólida, utilizando um medidor de binário digital para apertar e uma chave manual para desapertar o parafuso. Os autores sugeriram que este método era eficaz na comparação dos valores de torque de desaparafusamento da junção implante-pilar, mesmo com um tamanho de amostra limitado. - *Saliba F M et al*

Foram registados valores de binário de remoção reduzidos em comparação com o binário de inserção. Foi mantido um binário suficiente para manter a estabilidade da articulação do parafuso após todos os períodos de carga mecânica cíclica. A estabilidade da articulação não foi afetada após o reaperto do parafuso e a carga mecânica cíclica. - *Delben JA et al*

Os valores médios de torque reverso pós-fadiga observados para o grupo de controlo foram significativamente superiores aos do grupo de terceiros (42,65 ± 6,70 N vs. 36,25 ± 2,63 N). As diferenças visuais ao nível macro/microscópico também foram aparentes para a geometria da rosca, com os pilares de terceiros a demonstrarem uma variação consideravelmente maior na arquitetura geométrica do que os espécimes de controlo. O estudo concluiu com a observação de que não houve diferença significativa de RTVs entre os testes de fadiga pré e pós do fabricante. - *Cashman PM et al*

Não foi detectado qualquer afrouxamento do parafuso do pilar após a carga. A perda de torque total dos grupos C, R, L e O foi de 10,50 ± 0,58, 9,56 ± 1,01, 9,98 ± 1,81 e 9,58 ± 0,94 Ncm, respetivamente. As observações SEM mostraram um desgaste acentuado nos cantos hexagonais nos lados de compressão dos grupos R e L. Não se verificou qualquer efeito da direção do momento de torção na perda de torque total de um sistema de implante de conexão hexagonal interna. - *Yao KTet al*

O resultado do valor de destorque inicial antes da carga mecânica cíclica foi o mais elevado para os implantes de hexágono interno: 24 Ncm antes do ciclo mecânico e 18,3 Ncm após o ciclo mecânico. Quando os resultados foram compilados, concluiu-se que o torque de inserção diminuiu comparativamente antes e depois do ciclo mecânico. A ciclagem mecânica aumenta a perda de torque do parafuso do pilar. - *Jorge JR et al*

A redução do binário ocorreu em todos os espécimes de pilar sólido, tanto de controlo como de teste, indicando que não ocorreu soldadura a frio no sistema. A redução do torque foi semelhante para os parafusos do pilar nos grupos de teste e de controlo, com e sem carga mecânica. - *Pintinha M et al*

A percentagem de manutenção do binário foi de 77,25% em Ti, 73,33% em Au, 79,58% em TiC e 70,47% em TiN. Os modelos foram torcidos e sujeitos a uma carga mecânica cíclica a 2 Hz sob uma força de 130 ± 10 N durante 1 × 10 ciclos^6 e os valores de binário inverso foram registados. A percentagem final de manutenção do binário foi de 69,00% para o Ti, 72,00% para o Au, 75,31% para o TiC e 68,86% para o TiN. A ciclagem mecânica resultou em valores de RT estatisticamente reduzidos no grupo Ti. - *Vianna Cde A et al*

A pré-carga não se alterou durante o período de espera de 5 minutos, permanecendo constante antes e depois do procedimento de aparafusamento e desaparafusamento. O aperto/desaperto repetido dos parafusos revestidos pode ter resultado numa perda progressiva da pré-carga. Os implantes de hexágono interno apresentaram os valores mais elevados de pré-carga - *Bernardes SR et al* Os valores de torque inverso para os conjuntos pilar-implante foram medidos 5 minutos após o segundo aperto. Os resultados não demonstraram diferenças significativas entre os valores dos torques de inserção e remoção dos 2 grupos - *Neto DJR et al*

Este estudo demonstrou que a quantidade de assentamento e a RTV (perda de pré-carga) após a carga cíclica eram específicas do tipo de pilar e estavam relacionadas com as caraterísticas de conceção da ligação implante-pilar - *Kim KS et al.* Foi recomendado que, para evitar o problema do afrouxamento dos parafusos, os parafusos do pilar deveriam ser reapertados 10 minutos após a aplicação do binário inicial, como procedimento clínico de rotina, para ajudar a compensar o fenómeno do efeito de assentamento. Devem ser utilizados torquímetros mecânicos em vez de chaves manuais para garantir um aperto consistente dos componentes dos implantes de acordo com os valores de torque recomendados pelos fabricantes dos implantes.- *Gupta S et al*. A quantidade de perdas de binário no grupo de aperto de 24 Ncm foi de 9,42% no grupo sem carga. A percentagem de perda de binário foi de 8,40% para os implantes sem carga e de 29,73% após o ciclo mecânico para o grupo de binário de 30 Ncm. 11,40% e 22,94% foi a percentagem de perda de binário para o grupo sem carga e o grupo após ciclagem mecânica para o grupo de binário inicial de 36 Ncm. Foi demonstrado que um binário insuficiente conduzirá a um fraco desempenho à fadiga dos conjuntos de pilares de implantes dentários e que os parafusos dos pilares devem ser apertados com o binário recomendado pelo fabricante. Concluiu-se também que a carga de fadiga acentuaria a perda de pré-carga. - *Xia D et al* O processo de reaperto provocou o relaxamento da torção e o efeito de assentamento são reduzidos e a estabilidade da articulação é aumentada devido à redução do coeficiente de fricção, o que contribui para o aumento da pré-carga e a diminuição do efeito de assentamento. O reaperto reduziu o efeito de assentamento e teve um efeito insignificante na pré-carga. - *Bulaqi HA et al* O reaperto dos parafusos do pilar dos implantes hexagonais internos para uma melhor estabilidade da articulação. Também se observou que o RTV inicial era sempre inferior ao binário de aperto e diminuía após a carga cíclica. O RTV inicial e o RTV pós-carga cíclica foram mais elevados nos implantes externos do que nos implantes internos. - *Cho WR et al*

Metodologia

O presente estudo foi efectuado para determinar a perda de binário dos parafusos do pilar de titânio após a aplicação de pré-carga utilizando o método de destorque em diferentes intervalos de tempo e para avaliar a alteração dos valores de binário dos parafusos do pilar após carga cíclica.

Materiais

1. Sistemas de pilares de implantes: TOUAREG (Adin dental implants systems Ltd. Israel) e INDIDENT (INMAS-DRDO, Índia). (fig2)
2. Resina acrílica autopolimerizável: DPI- Tooth moulding powder tooth color cold cure (Dental products of India. Mumbai) (fig.3) e DPI-RR cold cure pink (Dental products of India. Mumbai) (fig,4)
3. Chave hexagonal para implantes. (Adin dental implants sys ltd. Israel) e (INMAS-DRDO, Índia). (fig.5)
4. Coroas protéticas em liga de níquel-crómio. (fig.6)
5. Resina composta fotopolimerizável (Meta, Confident dental equipments limited, Índia) (fig.7) ***Equipamentos***

1. Medidor de binário digital com adaptador. (Série SD, Eclatorq, Taiwan) (fig.8)
2. Dentista. (Marathon-103, Saeyang Company, Taeyu, Coreia.) (fig.9)
3. Estereomicroscópio (Labovision, Índia) (fig.10)
4. Temporizador digital
5. Unidade de fotopolimerização (EZEE Cure-Cordless, Ezee dental equipments, Índia)
6. Máquina universal de ensaios (Instron-5582) para aplicação de cargas cíclicas (fig.11)

Preparação dos espécimes para avaliação da perda de binário

Quarenta moldes mandibulares parcialmente edêntulos com primeiros molares ausentes bilateralmente foram feitos em resina acrílica autopolimerizável (fig.12). Foram selecionadas duas marcas de implantes dentários: TOUAREG (3,75 mm x 10 mm, Adin dental implants systems Ltd. Israel) e INDIDENT (3,8 x 10 mm, INMAS- DRDO.INDIA). Nos rebordos edêntulos foram efectuados orifícios para acomodar os implantes dentários. Em cada molde foram posicionados dois implantes. 20 moldes receberam implantes TOUAREG e outros 20 moldes receberam implantes INDIDENT. Os implantes foram posicionados com um topógrafo dentário e fixados à base com resina acrílica autopolimerizável. Uma vez terminada a polimerização, foram fixados pilares para avaliar a altura. De seguida, os pilares foram fresados com um disco de carborundum até uma altura de 5 mm.

Procedimento para avaliação da conceção da rosca do parafuso do pilar

As roscas dos parafusos do pilar foram examinadas ao estereomicroscópio para detetar quaisquer defeitos na rosca e na sua continuidade. Todos os oitenta implantes, ou seja, quarenta implantes de cada marca, foram examinados antes da aplicação da pré-carga. Em cada parafuso do pilar, foi marcada uma linha com uma broca de carboneto de tungsténio (Fig. 13). Os parafusos do pilar foram fixados com uma chave hexagonal a um dispositivo acrílico quadrado personalizado (Fig. 14) com 2 cm x 2 cm. Depois de fotografar o parafuso do pilar a 40x, o dispositivo acrílico foi rodado 90° e o procedimento foi repetido até que todos os quatro lados do parafuso do pilar fixado ao dispositivo fossem examinados e fotografados (fig. 15,16).

Procedimento para avaliação da perda de binário

Os parafusos do pilar do implante foram divididos aleatoriamente em três grupos com base nos diferentes intervalos de tempo em que a perda de binário foi medida

Grupo A: Perda de binário medida 5 minutos após a aplicação da pré-carga.
Grupo B: Perda de binário medida 10 minutos após a aplicação da pré-carga.

Grupo C: Perda de binário medida 15 minutos após a aplicação da pré-carga.

Os modelos em acrílico com os implantes dentários foram fixados num suporte personalizado. Os parafusos dos pilares foram apertados a 30 Ncm com uma chave hexagonal ligada a um torquímetro digital (fig.17) e os intervalos de tempo foram registados com um temporizador digital. Os valores de torque iniciais foram medidos no intervalo de tempo de 0 minuto utilizando o torquímetro digital para estabelecer um valor de base para o estudo. Da mesma forma, o binário de remoção foi registado em diferentes intervalos de tempo de 5, 10 e 15 minutos. Os valores de perda de binário foram calculados comparando os valores de binário inicial e de binário de remoção.

Procedimento para avaliação da perda de binário no reaperto

Os parafusos do pilar do implante foram divididos aleatoriamente em três grupos, com base no intervalo de tempo de retorque.

Grupo A: Reaperto 5 minutos após a aplicação da pré-carga inicial.

Grupo B: Reaperto 10 minutos após a aplicação da pré-carga inicial.

Grupo C: Reaperto 15 minutos após a aplicação da pré-carga inicial.

Os modelos em acrílico com implantes dentários foram fixados no suporte personalizado. Os parafusos dos pilares receberam um binário inicial de 30 Ncm com a chave hexagonal ligada a um medidor de binário digital. Os parafusos do pilar torcidos receberam um binário de reaperto de 30 Ncm aos 5/10/15 minutos após o torque inicial. Cinco minutos após o reaperto, os valores de destorque foram medidos para estimar a perda de binário.

Preparação de amostras para cargas mecânicas cíclicas
Os modelos feitos para a experiência anterior foram utilizados para os testes. Os modelos de cera das coroas foram feitos nos pilares com um orifício de acesso na superfície oclusal. Isto permitiu um acesso fácil ao parafuso do pilar da coroa. Os padrões de cera foram padronizados utilizando um molde derramado. (fig.18) Foram fabricados e fundidos um total de oitenta padrões de cera, juntamente com pilares fresados, e as coroas foram torcidas aos implantes dentários. Foi colocada uma bolinha de algodão no interior do orifício de acesso e este foi fechado com compósito fotopolimerizável.

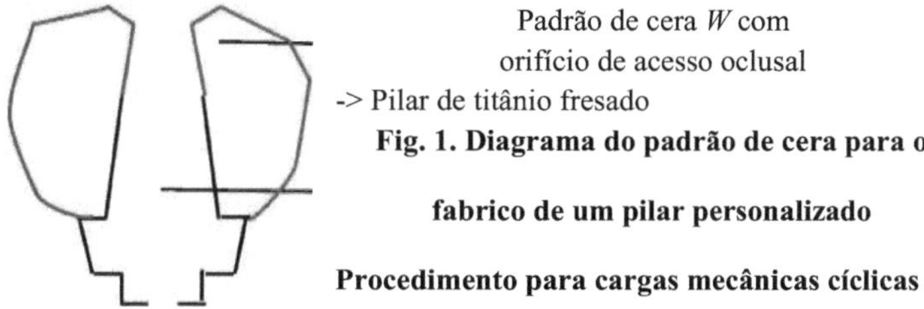

Fig. 1. Diagrama do padrão de cera para o fabrico de um pilar personalizado

Procedimento para cargas mecânicas cíclicas

Os parafusos dos pilares personalizados com torque foram reapertados através do orifício de acesso da superfície oclusal das coroas em diferentes intervalos de tempo. O conjunto implante/pilar restaurado (fig.19) foi sujeito a um teste de carga cíclica com uma carga de 250 N a 2 Hz, $5x10^6$ ciclos. A duração da carga cíclica foi equivalente a 5 anos de mastigação. Quatro grupos de conjuntos implante/pilar que foram sujeitos a carga mecânica cíclica (fig. 20) foram os seguintes

Grupo A: Pilar sem retorque.(Rn)
Grupo B: Pilar reapertado 5 minutos após a aplicação da pré-carga inicial. (R 5)

Grupo C: Pilar reapertado 10 minutos após a aplicação da pré-carga inicial. (R10)

Grupo D: Pilar reapertado 15 minutos após a aplicação da pré-carga inicial. (R 15)

Após a carga cíclica, os orifícios de acesso foram abertos com uma broca de diamante, o binário final foi medido e a perda de binário foi determinada.

Procedimento para avaliação da conceção da rosca do parafuso do pilar

Todos os oitenta parafusos do pilar foram avaliados após carga cíclica utilizando o estereomicroscópio. Os parafusos do pilar foram mantidos pela chave hexagonal fixada ao gabarito de acrílico. A linha marcada no parafuso do pilar serviu de referência e o procedimento acima mencionado foi repetido.

Análise estatística

A ANOVA fatorial foi utilizada para analisar a significância estatística entre a quantidade de perda de torque dos conjuntos de pilares de implantes reapertados aos 5, 10 e 15 minutos em comparação com antes e depois da carga cíclica.

Metodologia

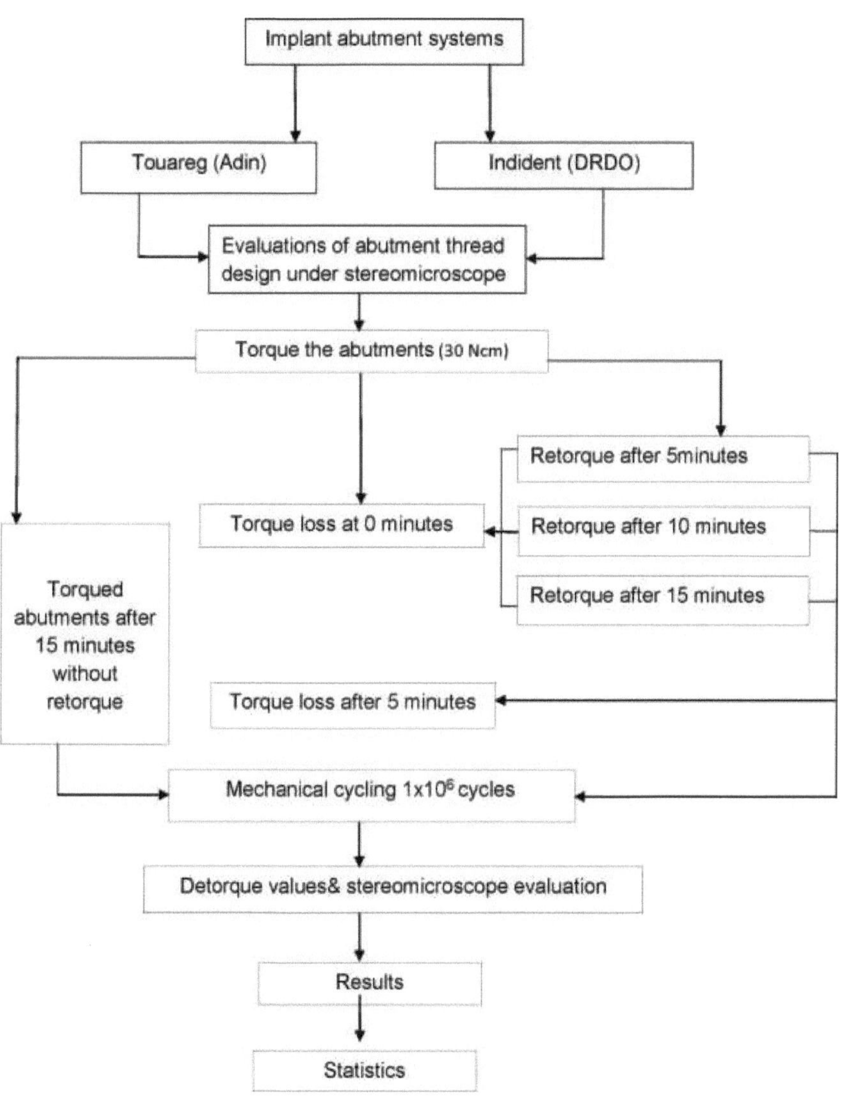

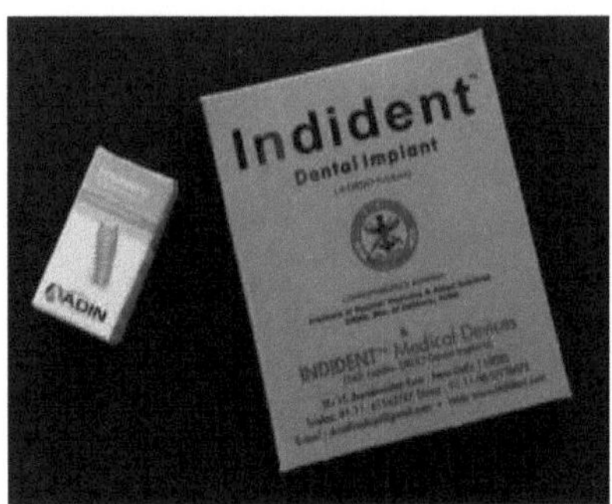

Fig.2 Sistemas de implantes dentários Touareg (3,75 mm x 10 mm) e Indident (3,8 mm x 10 mm)

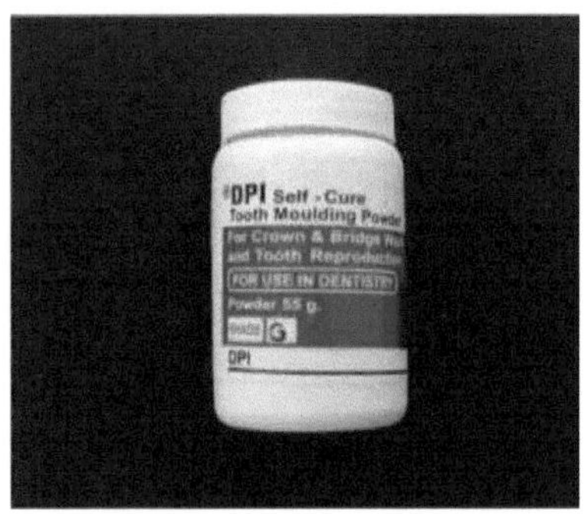

Fig. 3 - Pó de moldagem dentária de coloração dentária de cura a frio

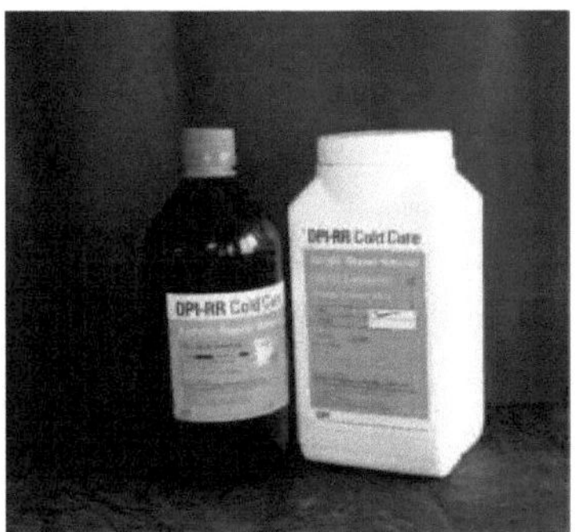

Fig. 4 DPI-RR rosa de cura a frio

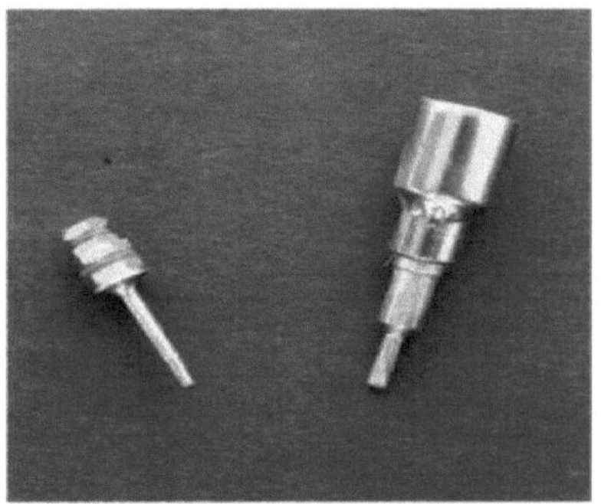

Fig. 5 Chaves hexagonais para implantes

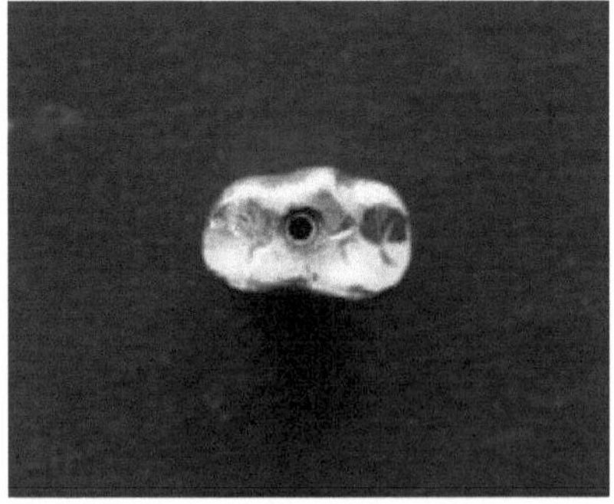

Fig. 6 Coroas protéticas em liga de níquel-crómio

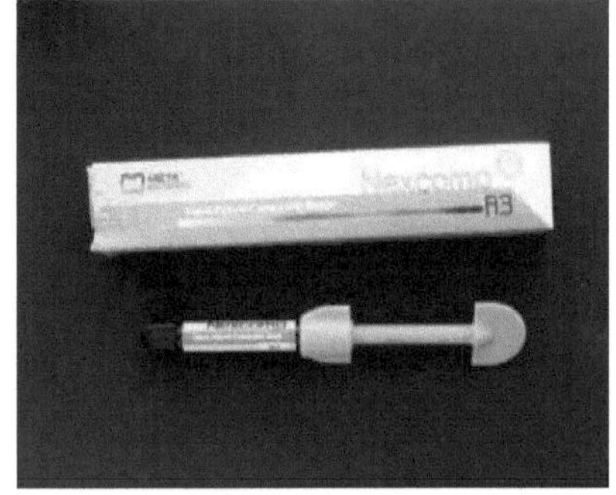

Fig. 7 Resina composta fotopolimerizável

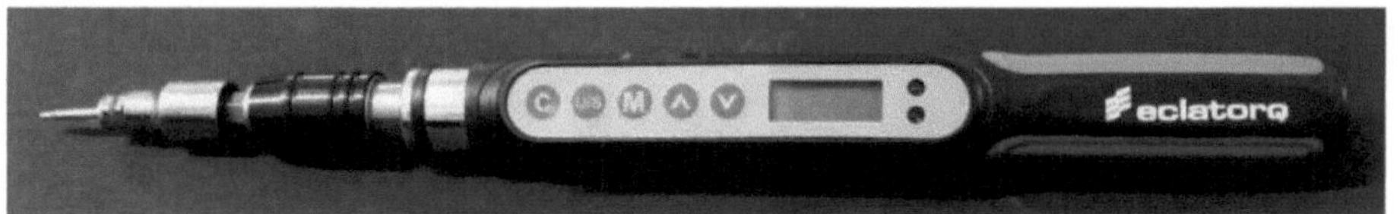

Fig. 8 Medidor de binário digital com adaptador

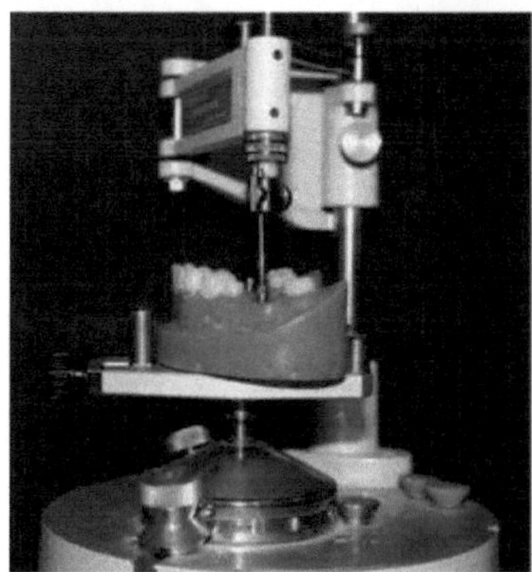

Fig. 9 Sonda dentária para colocação paralela de implantes dentários

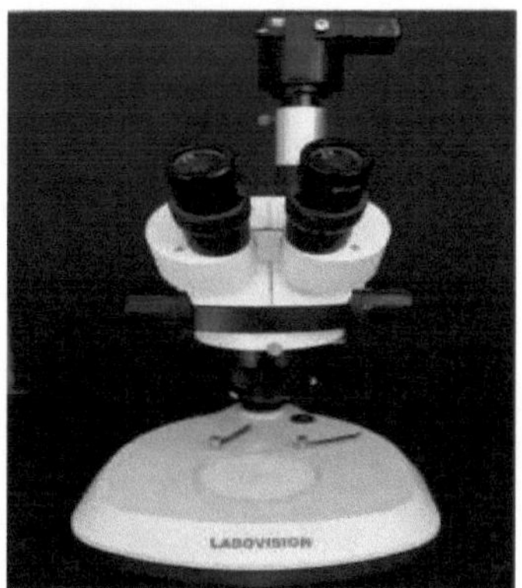

Fig. 10 Estereomicroscópio para avaliação do parafuso do pilar

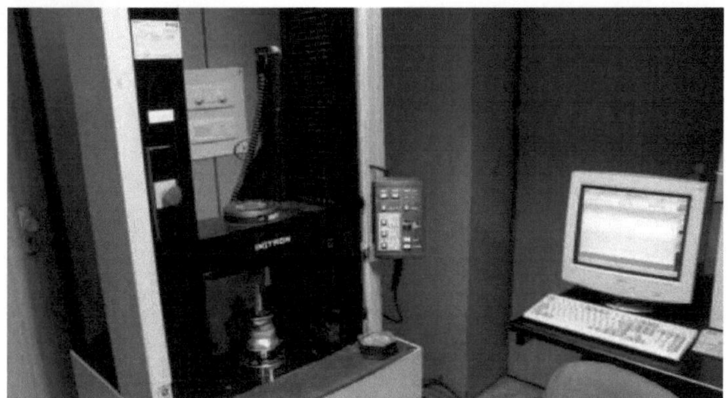

Fig. 11 Máquina universal de ensaios (Instron-5582) para aplicação de cargas cíclicas

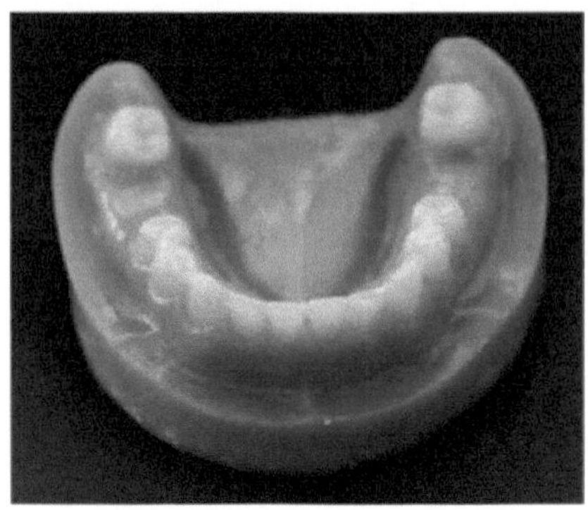

Fig. 12 Modelo em resina autopolimerizada com primeiros molares ausentes bilateralmente

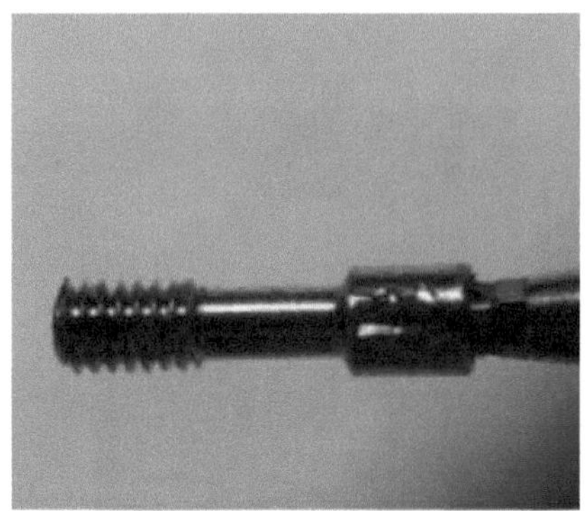

Fig. 13 Uma linha marcada no parafuso do pilar com uma broca de carboneto de tungsténio

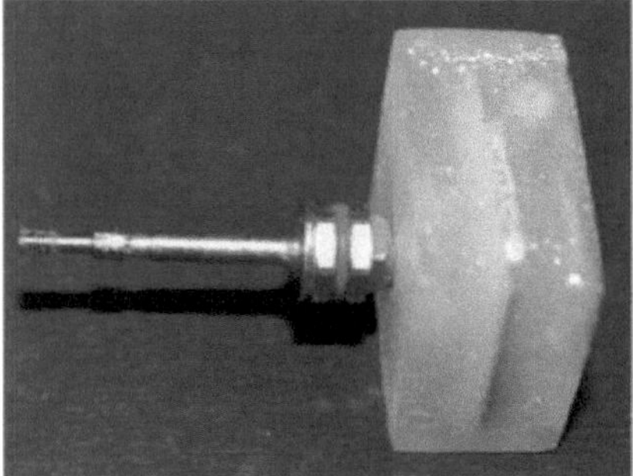

Fig. 14 Um gabarito de acrílico quadrado personalizado com a chave hexagonal e o parafuso do pilar

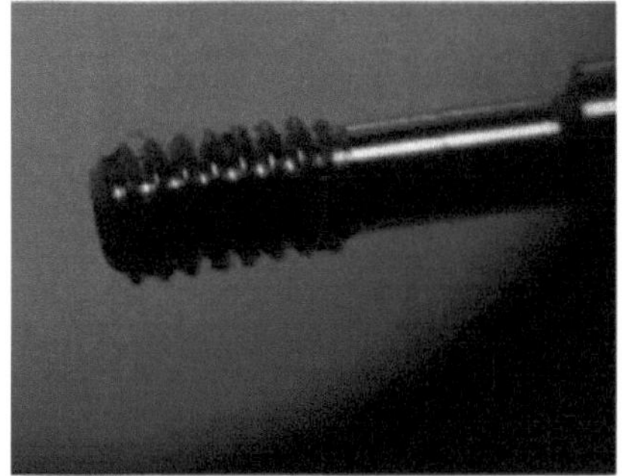

Fig. 15. Imagem estereomicroscópica do parafuso do pilar Touareg

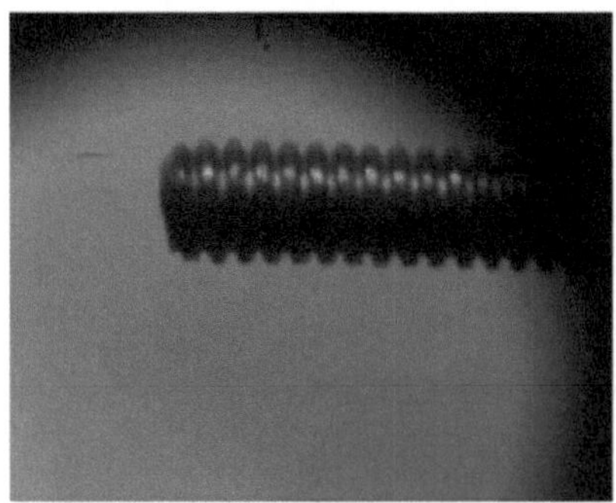

Fig. 16 Imagem estereomicroscópica do parafuso do pilar Indident

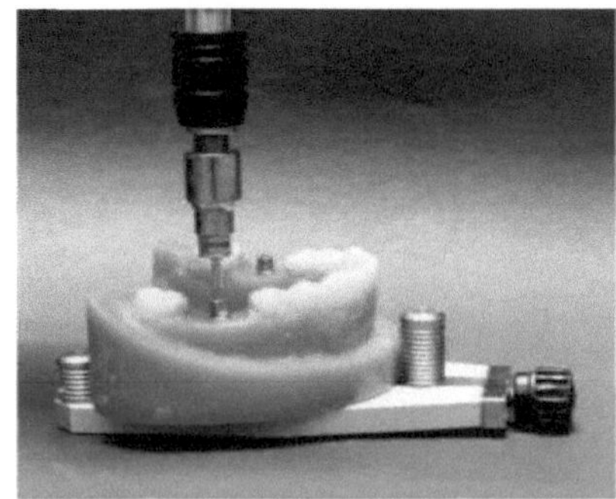

Fig. 17 Torqueamento do pilar 34 parafuso a 30Ncm utilizando a chave hexagonal ligada a um medidor de binário digital

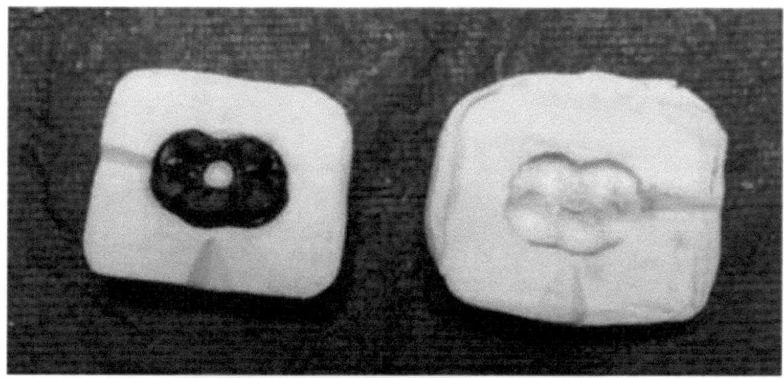

Fig. 18 Padronização de moldes de cera utilizando um molde derramado.

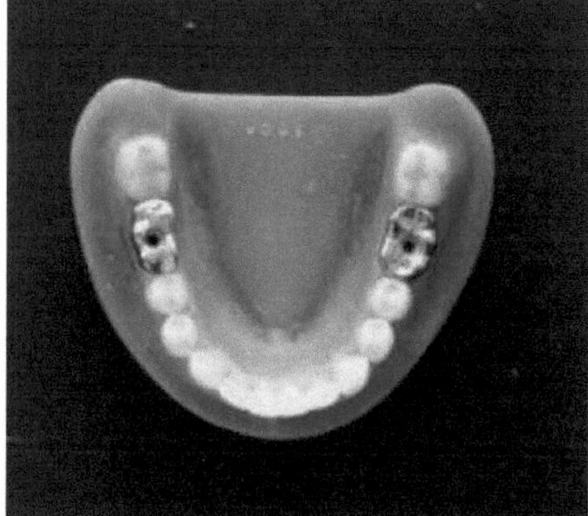

Fig. 19 O modelo de montagem da coroa protética do implante restaurado para carga cíclica

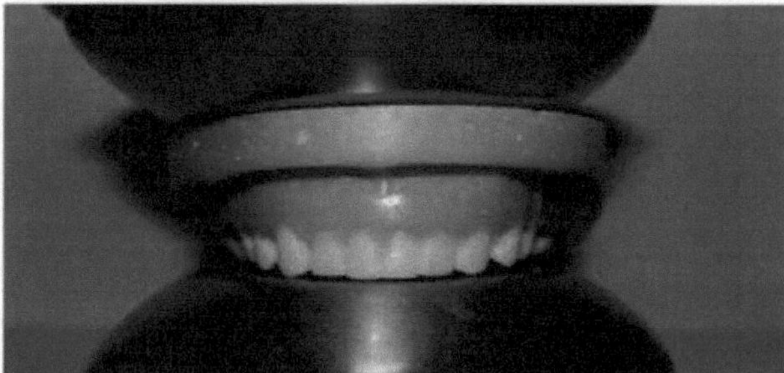

Fig.20 Carga mecânica cíclica do conjunto implante/pilar restaurado utilizando uma máquina de ensaio universal

Resultados

Os resultados do presente estudo são apresentados nos quadros seguintes. As Tabelas I e II consistem em pormenores das observações (dados) da percentagem de perda de binário obtida para espécimes não retorqueados e que foram retorqueados após 5/ 10/ 15 minutos de pré-carga aos 0 minutos (valor de base) para os sistemas de implantes Adin e Indident. Os quadros III e IV apresentam os pormenores das observações (dados) da percentagem de perda de binário obtida para as amostras não submetidas a um novo binário e que foram submetidas a um novo binário após 5/10/15 minutos de binário inicial, depois de uma espera de 5 minutos, para os sistemas de implantes Adin e Indident. A Tabela VIII a XIV apresenta os pormenores da perda média de binário (%) registada nos dois sistemas de implantes, nos três tipos de destorque, nos quatro tipos de reaperto, na combinação dos tipos de implante e destorque, na combinação dos tipos de implante e reaperto, na combinação dos tipos de destorque e reaperto, na combinação dos tipos de destorque e reaperto e na combinação dos tipos de implante, destorque e reaperto, respetivamente. A análise estatística foi efectuada utilizando ANOVA Fatorial.

Table I. *Percentagem de perda de binário obtida para espécimes não retorquidos e que foram retorquidos após 5/10/15 minutos de pré-carga a 0 minuto (valor de base) para implantes Adin*

Amostra	Percentagem de perda de binário obtida imediatamente após o binário inicial (%)	Percentagem de perda de binário obtida para os espécimes com novo torque após 5 minutos de torque inicial (%)	Percentagem de perda de binário obtida para os espécimes com novo torque após 10 minutos de torque inicial (%)	Percentagem de perda de binário obtida para os espécimes retorquidos após 15 minutos de binário inicial (%)
1	12.000	6.667	4.000	4.667
2	10.334	10.667	5.667	2.334
3	15.667	7.667	5.000	5.667
4	18.000	5.667	8.667	3.000
5	11.000	8.667	6 .000	4.667
6	15.000	7. 334	7.000	4 .000
7	11.334	6.667	4.667	2.334
8	17 .000	9.000	5.334	5.334
9	12.000	10.334	3.334	5.000
10	14.334	9.667	3.667	3.667
Média	**13.66684**	**8.2337**	**5.3336**	**4.067**

Table II. *Percentagem de perda de binário obtida para espécimes não reapertados e que foram reapertados após 5/10/15 minutos de pré-carga a 0 minuto (valor de base) para implantes Indident*

Amostra	Percentagem de perda de binário obtida imediatamente após a pré-carga inicial (%)	Percentagem de perda de binário obtida para os espécimes re-apertados após 5 minutos de pré-carga (%)	Percentagem de perda de binário obtida para os espécimes re-apertados após 10 minutos de pré-carga (%)	Percentagem de perda de binário obtida para os espécimes re-apertados após 15 minutos de pré-carga (%)
1	13.667	7.667	3.334	2.334
2	15.667	8.667	4.000	5.000
3	17.000	6.667	4.667	3.667
4	13.334	8.334	5.667	4 .000
5	16.667	6.667	2.667	4 .000
6	14.000	7 .000	3.334	3.334
7	14.667	7.667	4.000	2 .000
8	13.000	7.000	5.667	4.667
9	13.667	9.334	7.000	7.334
10	14.334	9.000	5.000	8.667
Média	**14.603**	**7.8003**	**4.5336**	**4.5003**

Table III. *Percentagem de perda de binário obtida para amostras não submetidas a um novo binário e que foram submetidas a um novo binário após 5/10/15 minutos de binário inicial, após uma espera de 5 minutos após a aplicação do binário final para Adin*

Amostra	**Percentagem de perda de binário obtida imediatamente após o binário inicial (%)**	**Percentagem de perda de binário obtida para os espécimes com novo torque após 5 minutos de torque inicial (%)**	**Percentagem de perda de binário obtida para os espécimes com novo torque após 10 minutos de torque inicial (%)**	**Percentagem de perda de binário obtida para os espécimes com novo torque após 15 minutos de torque inicial (%)**
1	16.667	6.000	3.667	4.334
2	14.667	7.000	7.000	5.000
3	14.334	10.334	5.000	3.334
4	15.000	8.000	6.000	6.667
5	10.334	10.334	4.000	3.000
6	16.667	9.667	5.334	4.000
7	14.667	12.000	6.334	3.667
8	20 .000	5.000	2.667	3.667
9	16.667	12.667	7.000	4.334
10	14.334	12.000	7.000	3.667
Média	**15.3337**	**9.3002**	**5.4002**	**4.167**

Table IV. *de binário obtido para amostras não submetidas a um novo binário e que foram submetidas a um novo binário após 5/ 10/ 15 minutos de binário inicial, após uma espera de 5 minutos após a aplicação do binário final para Indident*

Amostra	**Percentagem de perda de binário obtida imediatamente após o binário inicial (%)**	**Percentagem de perda de binário obtida para os espécimes com novo torque após 5 minutos de torque inicial (%)**	**Percentagem de perda de binário obtida para os espécimes retorquidos após 10 minutos de binário inicial (%)**	**Percentagem de perda de binário obtida para os espécimes com novo torque após 15 minutos de torque inicial (%)**
1	15.000	6.667	5.334	2.334
2	17.000	7.000	4.334	5.000
3	17.000	6.334	5.000	2.000
4	14.667	6.000	3.667	4.000
5	13.667	6.667	3.667	3.667
6	17.334	8.667	3.334	3.334
7	13.667	6.667	4.334	5.334
8	13.000	7.000	3.334	4.667
9	12.334	8.000	3.667	4.000
10	14.334	7.334	4.000	6.000
Média	**14.8003**	**7.0336**	**4.0671**	**4.0336**

Table V. *Percentagem de binário obtida para espécimes não retorqueados e que foram retorqueados após 5/10/15 minutos de binário inicial após carga cíclica para implantes Adin*

Amostra	**Percentagem de perda de binário obtida imediatamente após o binário inicial (%)**	**Percentagem de perda de binário obtida para os espécimes com novo torque após 5 minutos de torque inicial (%)**	**Percentagem de perda de binário obtida para os espécimes com novo torque após 10 minutos de torque inicial (%)**	**Percentagem de perda de binário obtida para os espécimes retorquidos após 15 minutos de binário inicial (%)**
1	33.667	27.334	21.000	17.667
2	37.334	32.667	20.000	19.334
3	38.667	24.667	19.334	19.334
4	40.334	28.334	20.334	19.334
5	36.667	32.000	18.334	18.667
6	37.667	26.667	20.334	16.667
7	35.667	30.334	18.667	17.000
8	38.667	25.000	19.334	20.334
9	41.667	27.000	21.000	16.667
10	39.000	26.000	18.667	18.000
Média	**37.9337**	**28.0003**	**19.7004**	**18.3004**

Table VI. *Percentagem de binário obtida para espécimes não retorqueados e que foram retorqueados após 5/10/15 minutos de binário inicial após carga cíclica para implantes Indident*

Amostra	**Percentagem de perda de binário obtida imediatamente após o binário inicial (%)**	**Percentagem de perda de binário obtida para os espécimes com novo torque após 5 minutos de torque inicial (%)**	**Percentagem de perda de binário obtida para os espécimes retorquidos após 10 minutos de binário inicial (%)**	**Percentagem de perda de binário obtida para os espécimes com novo torque após 15 minutos de torque inicial (%)**
1	56.000	21.667	14.334	14.334
2	53.667	15.667	17.334	13.667
3	63.334	17.334	14.667	15.000
4	57.667	23.334	15.667	15.667
5	59.000	26.000	17.334	13.334
6	60.334	26.667	15.000	15.667
7	58.334	17.334	17.334	14.000
8	75.334	15.667	16.000	14.667
9	69.334	17.000	16.334	14.334
10	60.000	22.000	15.667	15.000
Média	**61.3004**	**20.2667**	**15.9667**	**14.5667**

ANÁLISE ESTATÍSTICA

Nesta experiência, temos três factores que influenciam a perda de binário (%), nomeadamente o implante, o desaperto e o reaperto. O implante é de dois tipos - sistemas de implante Adin e Indident. O desaperto é de três tipos - Imediato, 5 minutos após a aplicação do binário final e após carga cíclica. O reaperto é de quatro tipos - sem reaperto, após 5 minutos do binário inicial, após 10 minutos do binário inicial e após 15 minutos do binário inicial.

Quadro VII. *Factores e respectivos níveis da presente experiência*

Fator	**Níveis**
Sistemas de implantes	Adin, Indident
Desaperto	Imediatamente, após 5 minutos de binário final, após carga mecânica cíclica
Reaperto	Sem reaperto (Rn), 5 minutos após a aplicação do binário inicial (R5), 10 minutos após a aplicação do binário inicial (R10), 15 minutos após a aplicação do binário inicial (R15).

Procedimento de ensaio:

Hipótese nula:

H0$_{(a)}$: Não existe uma diferença significativa entre os diferentes tipos de implantes.
H0$_{(b)}$: Não existe uma diferença significativa entre os diferentes tipos de destorção.
H0$_{(c)}$: Não há diferença significativa entre os diferentes tipos de reaperto.
H0$_{(d)}$: A interação (efeito conjunto) de diferentes factores na perda de binário (%) não é significativa.

Hipóteses alternativas:

H1$_{(a)}$: Existe uma diferença significativa entre os diferentes tipos de implantes.
H1$_{(b)}$: Existe uma diferença significativa entre os diferentes tipos de destorção.
H1$_{(c)}$: Existe uma diferença significativa entre os diferentes tipos de reaperto.
H1$_{(d)}$: A interação (efeito conjunto) de diferentes factores na perda de binário (%) é significativa.

Nível de significância: $\alpha=0,05$.

Critério de decisão: Comparamos os valores de p com o nível de significância. Se P<0,05, rejeitamos a hipótese nula e aceitamos a hipótese alternativa. Se P>0,05, aceitamos a hipótese nula.

Técnica estatística utilizada: ANOVA fatorial

Cálculos: Os quadros seguintes apresentam-nos os vários cálculos e os valores P.

Tabela VIII. *Perda média de binário (%) registada nos dois implantes*

Implante	Média	Desvio padrão	SE de Média	Mediana	Mínimo	Máximo
Adin	14.12	10.30	0.94	11.17	2.33	41.67
Indidente	14.46	15.38	1.40	10.83	2.00	75.33

TabelaIX. *Perda média de binário (%) registada nos três tipos de destorque.*

Desaperto	Média	Desvio padrão	SE da média	Mediana	Mínimo	Máximo
Imediatamente	7.84	4.26	0.48	6.83	2.00	18.00
Após 5 minutos de aplicação do binário final	8.02	4.72	0.53	6.50	2.00	20.00
Após carga cíclica	27.00	15.17	1.70	20.17	13.33	75.33

Quadro X. *Perda média de binário (%) registada nos quatro tipos de reaperto.*

Reaperto	Média	Desvio padrão	SE de Média	Mediana	Mínimo	Máximo
Sem reaperto	26.27	18.27	2.36	16.67	10.33	75.33
5 minutos após o binário inicial	13.44	8.33	1.07	9.17	5.00	32.67
10 minutos após o binário inicial	9.17	6.40	0.83	5.67	2.67	21.00
15 minutos após o binário inicial	8.27	6.06	0.78	5.00	2.00	20.33

Tabela XI. *Perda média de binário (%) registada na combinação dos tipos de implante e de destorque.*

Implante	Desaperto	Média	Desvio padrão	SE da média	Mediana	Mínimo	Máximo
Adin	Imediatamente	7.83	4.16	0.66	6.67	2.33	18.00
	Após 5 minutos de aplicação do binário final	8.55	4.83	0.76	7.00	2.67	20.00
	Após carga cíclica	25.98	8.16	1.29	22.83	16.67	41.67
Indidente	Imediatamente	7.86	4.41	0.70	7.00	2.00	17.00
	Após 5 minutos de binário final	7.48	4.60	0.73	6.00	2.00	17.33
	Após carga cíclica	28.03	19.93	3.15	17.17	13.33	75.33

Tabela XII. *Perda média de binário (%) registada na combinação dos tipos de implante e de reaperto.*

Implante	Reaperto	Média	Desvio padrão	SE da média	Mediana	Mínimo	Máximo
Adin	Sem Reaperto	22.31	11.51	2.10	16.67	10.33	41.67
	5 minutos após o binário inicial	15.18	9.53	1.74	10.33	5.00	32.67
	10 minutos após o binário inicial	10.14	7.01	1.28	6.67	2.67	21.00
	15 minutos após o binário inicial	8.84	6.90	1.26	4.83	2.33	20.33
Indidente	Sem Reaperto	30.23	22.67	4.14	16.17	12.33	75.33
	5 minutos após o binário inicial	11.70	6.63	1.21	8.17	6.00	26.67
	10 minutos após o binário inicial	8.19	5.69	1.04	5.00	2.67	17.33
	15 minutos após o binário inicial	7.70	5.14	0.94	5.00	2.00	15.67

Tabela XIII. *Perda média de binário (%) registada na combinação dos tipos de destorque e reaperto.*

Desaperto	Reaperto	Média	Desvio padrão	SE da média	Mediana	Mínimo	Máximo
Imediatamente	Sem reaperto	14.13	2.14	0.48	14.17	10.33	18.00
	5 minutos após o binário inicial	8.02	1.37	0.31	7.67	5.67	10.67
	10 minutos após o binário inicial	4.93	1.50	0.33	4.83	2.67	8.67
	15 minutos após o binário inicial	4.28	1.67	0.37	4.00	2.00	8.67
Após 5 minutos de aplicação do binário final	Sem reaperto	15.07	2.11	0.47	14.67	10.33	20.00
	5 minutos após o binário inicial	8.17	2.25	0.50	7.17	5.00	12.67
	10 minutos após o binário inicial	4.73	1.35	0.30	4.33	2.67	7.00
	5 minutos após o binário inicial	4.10	1.13	0.25	4.00	2.00	6.67
Após carga cíclica	Sem reaperto	49.62	12.89	2.88	47.67	33.67	75.33
	5 minutos após o binário inicial	24.13	5.27	1.18	25.50	15.67	32.67
	10 minutos após o binário inicial	17.83	2.17	0.49	17.83	14.33	21.00
	15 minutos após o binário inicial	16.43	2.18	0.49	16.17	13.33	20.33

Tabela XIV. *Perda média de binário (%) registada na combinação dos tipos de implante, destorque e reaperto.*

Implante	**Desaperto**	**Reaperto**	**Média**	**Desvio padrão**	**SE da média**	**Mediana**	**Mínimo**	**Máximo**
Adin	Imediatamente	Sem reaperto	13.67	2.69	0.85	13.17	10.33	18.00
		5 minutos após o binário inicial	8.23	1.69	0.54	8.17	5.67	10.67
		10 minutos após o binário inicial	5.33	1.62	0.51	5.17	3.33	8.67
		15 minutos após o binário inicial	4.07	1.20	0.38	4.33	2.33	5.67
	Após 5 minutos do binário final	Sem reaperto	15.33	2.47	0.78	14.83	10.33	20.00
		5 minutos após o binário inicial	9.30	2.68	0.85	10.00	5.00	12.67
		10 minutos após o binário inicial	5.40	1.55	0.49	5.67	2.67	7.00
		5 minutos após o binário inicial	4.17	1.05	0.33	3.83	3.00	6.67
	Depois de cíclico Carregamento	Sem reaperto	37.93	2.29	0.72	38.17	33.67	41.67
		5 minutos após o binário inicial	28.00	2.80	0.89	27.17	24.67	32.67
		10 minutos após o binário inicial	19.70	0.97	0.31	19.67	18.33	21.00
		15 minutos após o binário inicial	18.30	1.29	0.41	18.33	16.67	20.33

Implante	**Desaperto**	**Reaperto**	**Média**	**Std Desenvolvimento**	**SE de Média**	**Mediana**	**Mínimo**	**Máximo**
Indidente	Imediatamente	Sem reaperto	14.60	1.39	0.44	14.17	13.00	17.00
		5 minutos após o binário inicial	7.80	0.98	0.31	7.67	6.67	9.33
		10 minutos após o binário inicial	4.53	1.33	0.42	4.33	2.67	7.00
		15 minutos após o binário inicial	4.50	2.09	0.66	4.00	2.00	8.67

	Após 5 minutos de aplicação do binário final	Sem reaperto	14.80	1.77	0.56	14.50	12.33	17.33
		5 minutos após o binário inicial	7.03	0.79	0.25	6.83	6.00	8.67
		10 minutos após o binário inicial	4.07	0.68	0.22	3.83	3.33	5.33
		15 minutos após o binário inicial	4.03	1.27	0.40	4.00	2.00	6.00
	Depois de cíclico Carregamento	Sem reaperto	61.30	6.51	2.06	59.50	53.67	75.33
		5 minutos após o binário inicial	20.27	4.20	1.33	19.50	15.67	26.67
		10 minutos após o binário inicial	15.97	1.12	0.35	15.83	14.33	17.33
		15 minutos após o binário inicial	14.57	0.79	0.25	14.50	13.33	15.67

Tabela XV. *Análise ANOVA dos sistemas de implantes, destorque e reaperto e suas interações*

Fonte	**Df**	**Soma de Quadrados (SS)**	**Média SS**	**F**	**Valor P**
Sistemas de implantes	1	6.779	6.779	1.318	0.252
Desaperto	2	19407.011	9703.505	1886.298	<0.001*
Reaperto	3	12405.612	4135.204	803.857	<0.001*
Sistemas de implantes x Desaperto	2	99.366	49.683	9.658	<0.001*
Sistemas de implantes x Reaperto	3	1193.077	397.692	77.309	<0.001*
Desaperto x Reaperto	6	4634.289	772.381	150.146	<0.001*
Sistemas de implantes x Desaperto x Reaperto	6	1914.709	319.118	62.034	<0.001*
Erro	216	1111.149	5.144	-	-
Total	239	40771.992	-	-	-

*destaca uma diferença significativa

Entre os dois sistemas de implantes, foi registada uma maior perda média de torque (%) no implante Indident em comparação com o implante Adin, mas a diferença entre eles não foi estatisticamente significativa (P>0,05).

Entre os diferentes tipos de destorque, foi registada uma maior perda média de binário (%) após o ciclo seguido de 5 minutos após a entrega do binário final e intervalos de tempo de destorque imediato, respetivamente. A diferença na perda média de binário (%) entre os tipos de destorque foi considerada estatisticamente significativa (P<0,001).

Entre os diferentes tipos de reaperto, foi registada uma maior perda média de binário (%) sem reaperto, seguida de 5, 10 e 15 minutos após o binário inicial, respetivamente. A diferença na perda média de torque (%) entre os tipos de reaperto foi considerada estatisticamente significativa (P<0,001).

A interação (efeito conjunto) do implante e do destorque na perda de binário (%) foi considerada estatisticamente significativa (P<0,001).

A interação (efeito conjunto) do implante e do reaperto na perda de torque (%) foi considerada estatisticamente significativa (P<0,001).

A interação (efeito conjunto) do implante, do destorque e do reaperto na perda de binário (%) foi considerada estatisticamente significativa (P<0,001).

Tabela XVI. *Comparações múltiplas de Bonferroni para diferentes tipos de destorção.*

(I) Desaperto	(J) Desaperto	Diferença média (I J)	Valor P	IC 95% para a diferença média	
				Inferior Ligado	**Limite superior**
Imediatamente	Após 5 minutos do binário final	-0.175	1.000	-1.040	0.690
	Após carga cíclica	-19.163	<0.001*	-20.028	-18.297
Após 5 minutos do binário final	Após carga cíclica	-18.988	<0.001*	-19.853	-18.122

*destaca uma diferença significativa

A diferença na perda média de binário (%) foi considerada estatisticamente significativa entre o destorque imediato e após a carga cíclica (P<0,001), bem como entre 5 minutos após a aplicação do binário final e após a carga cíclica (P<0,001).

Tabela XVII. *Comparações múltiplas de Bonferroni para diferentes tipos de reaperto.*

(I) Reaperto	(J) Reaperto	Diferença média (I-J)	Valor P	IC 95% para a diferença média	
				Limite inferior	Limite superior
Sem Reaperto	5 minutos após o binário inicial	12.833	<0.001*	11.731	13.936
	10 minutos após o binário inicial	17.106	<0.001*	16.003	18.208
	15 minutos após o binário inicial	18.000	<0.001*	16.897	19.103
5 minutos após o binário inicial	10 minutos após o binário inicial	4.272	<0.001*	3.170	5.375
	15 minutos após o binário inicial	5.167	<0.001*	4.064	6.269
10 minutos após o binário inicial	15 minutos após o binário inicial	0.894	0.191	-0.208	1.997

*destaca uma diferença significativa

Verificou-se que a diferença na perda média de binário (%) era estatisticamente significativa entre sem reaperto e 5 minutos após o binário inicial (P<0,001), sem reaperto e 10 minutos após o binário inicial (P<0,001), sem reaperto e 15 minutos após o binário inicial (P<0,001), 5 minutos após o binário inicial e 10 minutos após o binário inicial (P<0,001), bem como entre 5 minutos após o binário inicial e 15 minutos após o binário inicial (P<0,001).

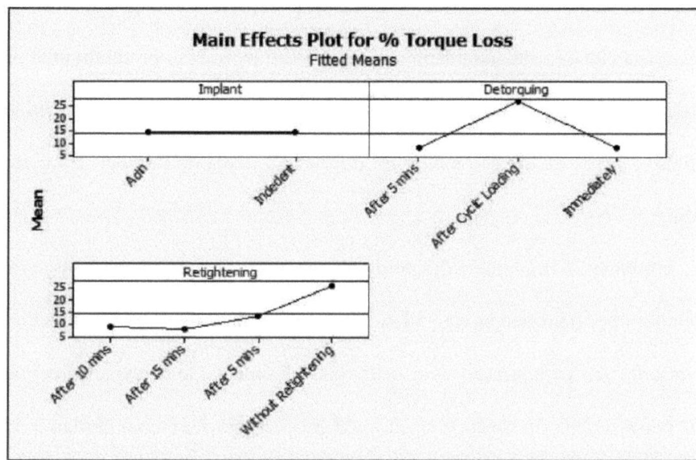

*Fig21.*Main Effects Plot: (Mostra a perda média de binário registada em diferentes níveis de cada fator)

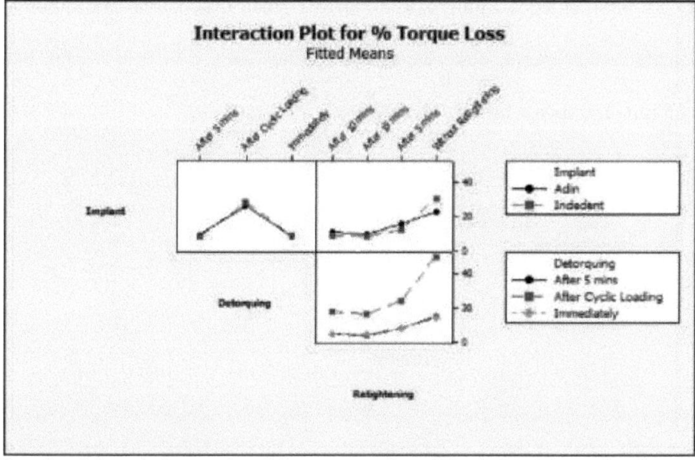

Fig. 22. Gráfico de efeitos de interação: (Mostra a perda média de binário registada na combinação de diferentes níveis de cada fator)

Tanto o sistema de implantes Adin como o Indident produziram uma perda de binário média mais elevada após carga cíclica. Imediatamente após o destorque, o Adin produziu uma perda de binário média ligeiramente inferior em comparação com o implante Indident e, após 5 minutos de aplicação do binário final, a perda de binário média foi inferior no implante Indident em comparação com o implante Adin.

Entre os dois implantes, o implante Adin produziu uma perda de binário média ligeiramente superior durante 5 minutos após o binário inicial, 10 minutos após o binário inicial e 15 minutos após o binário inicial de reaperto, em comparação com o implante Indident. Sem reaperto, o implante Indident registou uma perda de binário média mais elevada em comparação com o implante Adin.

Verificou-se que a perda média de binário era inferior quando o destorque era efectuado imediatamente e 5 minutos após a aplicação do binário final, mas era superior após a carga cíclica quando examinada sem reaperto, com reaperto 5 minutos após o binário inicial, bem como com reaperto 10 e 15 minutos após o binário inicial.

Discussão

Os implantes dentários foram concebidos para restaurar a função e a estética de pacientes parcial ou totalmente desdentados. As propriedades biomecânicas dos implantes dentários são um dos factores mais importantes para a sobrevivência e o sucesso do tratamento com implantes. O implante dentário é constituído por um implante, um pilar e uma coroa ou outra prótese dentária sobrejacente. O método mais comum para fixar o pilar ao implante é através de um parafuso de retenção. Um parafuso é apertado através da aplicação de um binário. O binário aplicado desenvolve uma força dentro do parafuso denominada pré-carga. A pré-carga criada no complexo do implante depende do binário de aperto, do módulo de elasticidade dos materiais, do coeficiente de fricção das superfícies de contacto, da velocidade de aperto, da lubrificação, da aptidão dos componentes e dos parâmetros de design do parafuso.[13] No presente estudo, o desenho e o passo dos parafusos do pilar foram examinados sob estereomicroscópio antes da aplicação do torque.

Num estudo retrospetivo de 10 anos de implantes unitários, foram registados 7% de soltura de parafusos em restaurações de molares e pré-molares[13] . O presente estudo foi concebido em modelos de resina acrílica autopolimerizável com primeiros molares ausentes bilateralmente restaurados com a restauração de implante único nas regiões molares

O efeito do binário inicial e da percentagem de perda de binário aos 0 minutos

O valor do binário de aperto do parafuso desempenha um papel importante na pré-carga de um sistema. Assim, o valor do binário inicial foi limitado a 30 Ncm e foi registado utilizando o medidor de binário digital. O efeito de assentamento resulta em 2% a 10% da pré-carga inicial devido à fricção e à micro rugosidade das juntas dos parafusos. No presente estudo, a percentagem de perda de binário aos 0 minutos após o binário inicial foi de 13,66684% para os implantes Adin e de 14,603% para os implantes Indident. A percentagem de perda de binário aos 0 minutos foi estabelecida como valores de referência. Estes valores são superiores aos 8,40% de perda de binário registados por Xia etal. [31]

O efeito do reaperto em diferentes intervalos de tempo e a percentagem de perda de binário aos 0 minutos.

De modo a ultrapassar o efeito de assentamento, Winkler et al[13] sugeriram que o parafuso do pilar fosse reapertado 10 minutos após a aplicação do binário inicial. Tzenakis et al[11] referiram que se registou uma redução de aproximadamente 2% da pré-carga em relação ao valor de pré-carga inicial de 10 Ncm em parafusos protéticos de ouro após 5 minutos de aplicação de torque. Cantwell e Hobkirk[14] observaram que 29,5% da perda de torque ocorreu nos primeiros 2 segundos e 40,2% ocorreu nos primeiros 10 segundos. Assim, no presente estudo, considerou-se a possibilidade de reapertar o parafuso do pilar 5, 10 e 15 minutos após a aplicação do torque inicial. E a magnitude do torque de reaperto foi limitada a 30 Ncm.

No presente estudo, observou-se uma perda de binário de 8,2337%, 5,3336% e 4,067% aos 0 minutos para os implantes Adin reapertados a 5, 10 e 15 minutos após o binário inicial de 30 Ncm, respetivamente. Foi observada uma perda de binário de 7,8003%, 4,5336% e 4,5003% aos 0 minutos para os implantes Indident reapertados a 5, 10 e 15 minutos após o binário inicial de 30 Ncm, respetivamente.

O reaperto reduziu o efeito de assentamento e teve um efeito significativo na percentagem de perda de binário. Bulaqi et al[32] concluíram que o reaperto intensifica a redução do coeficiente de atrito e contribui para o aumento da pré-carga.

O efeito de 5 minutos de tempo de espera na percentagem de perda de binário e aplicação de retorque em diferentes intervalos de tempo.

Bernades et al[27] referiram que não se registou uma perda significativa de pré-carga ao aguardar 5 minutos. Tzenakis et al[11] relataram que houve uma redução de aproximadamente 2% da pré-carga do valor inicial de 10 Ncm em parafusos protéticos de ouro após 5 minutos de aplicação de torque. No presente estudo, foi observada uma perda de binário de 15,337% para o controlo e de 9,3002%, 5,4002% e 4,167% aos 5 minutos para os implantes Adin reapertados a 5, 10 e 15 minutos após o binário inicial de 30 Ncm, respetivamente. No caso dos implantes Adin, foi observada uma perda de binário de 14,8003% para o controlo e de 7,0336%, 4,0671%, 4,0336% aos 5 minutos para os implantes Adin reapertados a 5, 10 e 15 minutos após o binário inicial de 30 Ncm, respetivamente. Siamos et al[12] observaram 18% de perda de torque após um período de permanência de 3 horas em implantes hexagonais internos reapertados 10 minutos após o torque inicial de 30 Ncm e 28% de perda de torque para implantes não reapertados.

O efeito da carga mecânica cíclica na percentagem de perda de binário e na aplicação de um novo binário em diferentes intervalos de tempo.

Para restaurações unitárias, 57% do afrouxamento dos parafusos ocorreu durante o primeiro ano e apenas 37% das articulações dos implantes permaneceram estáveis após 3 anos.[13] Assim, na metodologia do presente estudo, o conjunto implante/pilar restaurado foi sujeito a um teste de carga cíclica sob uma carga de 500 N a 2 Hz, $5x10^6$ ciclos.[13] A duração da carga cíclica foi equivalente a 5 anos de mastigação.

Bakaeen et al[7] referiram que a dimensão das tabelas oclusais das restaurações pode reduzir o grau de afrouxamento dos parafusos quando se utiliza 1 implante para suportar um molar em falta. Por conseguinte, as coroas restauradas foram padronizadas através da obtenção de padrões de cera pela técnica de molde dividido.

No ciclo mecânico, observou-se 37,9337% de perda de binário para o controlo e 28,0003%, 19,7004%, 18,3004% de perda de binário para os implantes Adin reapertados a 5, 10 e 15 minutos após o binário inicial de 30 Ncm, respetivamente. Foi observada uma perda de binário de 61,3004% para o controlo e 20,2667%, 15,9667%, 14,5667% de perda de binário para os implantes Indident reapertados a 5, 10 e 15 minutos após o binário inicial de 30 Ncm, respetivamente.

Siamos et al[12] observaram 32% de perda de torque após carga mecânica cíclica de implantes hexagonais internos reapertados 10 minutos após o torque inicial de 30 Ncm.

O efeito da percentagem de perda de binário e do reaperto em diferentes intervalos de tempo entre dois sistemas de implantes

Burguete RL et al[2] referem que existe uma proporcionalidade indireta entre a pré-carga e o binário aplicado devido às forças de fricção entre as cabeças dos parafusos. Entre os dois implantes, o implante Adin produziu uma perda de binário média ligeiramente superior durante 5 minutos após o binário inicial, 10 minutos após o binário inicial e 15 minutos após o binário inicial de reaperto, quando comparado com o implante Indident. Sem reaperto, o implante Indident registou uma perda de binário média mais elevada em comparação com o implante Adin.

De acordo com Jaarda MJ et al[3] parafusos mais curtos, com o mesmo binário de aperto que um parafuso mais longo, resultarão num maior alongamento do corpo do parafuso devido à diminuição da área de superfície da interface parafuso do pilar/parafuso de retenção protético. O comprimento do parafuso do Indident foi superior ao do sistema Adin quando analisado ao estreomicroscópio.

Tanto o sistema de implantes Adin como o Indident produziram uma perda de binário média mais elevada após carga cíclica. Imediatamente após o destorque, o Adin produziu uma perda de binário média ligeiramente inferior em comparação com o implante Indident e, após 5 minutos de aplicação do binário final, a perda de binário média foi inferior no implante Indident em comparação com o implante Adin, o que está de acordo com Cho WR et al.[33]Tan BF et al[15] referiram a existência de uma sede de cabeça plana (para uma menor resistência à fricção e uma maior pré-carga), um comprimento de haste longo (para um alongamento e pré-carga óptimos) e 6 roscas para reduzir a fricção, uma vez que as três primeiras roscas suportam a maior parte da carga. As roscas dos parafusos do Indident são maiores do que as dos implantes Adin, aumentando assim a área de superfície de fricção e resultando na perda de pré-carga durante o binário e no aumento do micromovimento durante o ciclo mecânico. Verificou-se que a perda média de binário era inferior quando o destorque era efectuado imediatamente, bem como 5 minutos após a aplicação do binário final, mas era superior após a carga cíclica quando examinada sem reaperto, com reaperto 5 minutos após o binário inicial, bem como com reaperto 10 e 15 minutos após o binário inicial.

Conclusões

O presente estudo permitiu tirar as seguintes conclusões:

1. A perda de torque foi observada em ambos os sistemas de implante/pilar Adin e Indident, independentemente do reaperto e do tempo de reaperto. A percentagem de perda de torque do sistema implante/pilar é diretamente proporcional ao tempo decorrido após a aplicação do torque inicial.
2. O reaperto após a aplicação do binário inicial reduziu significativamente a percentagem de perda de binário. O reaperto dos implantes/pilares afectou o processo de assentamento entre as roscas e os encaixes dos parafusos dos sistemas de implante/pilar da Adin e da Indident.
3. O fenómeno de assentamento das roscas dos parafusos após o aperto inicial também depende do tempo. O reaperto dos parafusos do pilar após 10 minutos da aplicação do binário inicial reduziu a perda média de binário e obteve uma melhor pré-carga, independentemente dos sistemas de implante/pilar.
4. Ambos os sistemas de implante/pilar registaram uma perda de torque média mais elevada após uma carga mecânica cíclica. Clinicamente, esta perda de binário deve-se ao micromovimento das roscas do parafuso do implante/pilar aquando da carga oclusal do implante.
5. O reaperto dos parafusos do pilar 10 minutos após a aplicação do binário inicial aumenta a pré-carga final através do efeito de substituição do assentamento e também reduz a perda de binário devido ao micro movimento dos encaixes dos parafusos durante a carga oclusal.

Resumo

O presente estudo foi concebido para determinar a perda de binário dos parafusos do pilar de titânio após a aplicação de pré-carga utilizando o método de destorque em diferentes intervalos de tempo e avaliar a alteração dos valores de binário dos parafusos do pilar após carga cíclica.

Quarenta moldes mandibulares parcialmente edêntulos com primeiros molares ausentes bilateralmente foram feitos em resina acrílica autopolimerizável. Foram selecionadas duas marcas de implantes dentários: TOUAREG (3,75 mm x 10 mm, Adin dental implants systems Ltd. Israel) e INDIDENT (3,8 x 10 mm, INMAS-DRDO.INDIA). Nos rebordos edêntulos foram efectuados orifícios para acomodar os implantes dentários. Em cada molde foram posicionados dois implantes. 20 moldes receberam implantes TOUAREG e noutros 20 moldes implantes INDIDENT. Os implantes foram posicionados com um topógrafo dentário e fixados à base com resina acrílica autopolimerizável. Uma vez terminada a polimerização, foram fixados pilares para avaliar a altura. De seguida, os pilares foram fresados com um disco de carborundum até uma altura de 5 mm. As roscas dos parafusos dos pilares foram examinadas ao estereomicroscópio para detetar quaisquer defeitos na rosca e na sua continuidade. Todos os oitenta implantes, ou seja, quarenta implantes de cada marca, foram examinados antes da aplicação da pré-carga. Os modelos em acrílico com os implantes dentários foram fixados num suporte personalizado. Os parafusos do pilar foram apertados a 30 Ncm com uma chave hexagonal ligada a um torquímetro digital e os intervalos de tempo foram registados com um temporizador digital. Os valores de torque inicial foram medidos no intervalo de tempo de 0 minuto utilizando o torquímetro digital para estabelecer um valor de base para o estudo. Da mesma forma, o binário de remoção foi registado em diferentes intervalos de tempo de 5, 10 e 15 minutos. Os valores de perda de binário foram calculados comparando os valores de binário inicial e de binário de remoção. Os modelos em acrílico com implantes dentários foram fixados no suporte personalizado. Os parafusos do pilar receberam um binário inicial de 30 Ncm utilizando a chave hexagonal ligada ao medidor de binário digital. Os parafusos do pilar torcidos receberam um binário de reaperto de 30 Ncm aos 5/10/15 minutos após o torque inicial. Cinco minutos após o reaperto, os valores de destorque foram medidos para estimar a perda de torque. Os modelos feitos para a experiência anterior foram utilizados para os testes. Foram efectuados padrões de cera das coroas nos pilares com um orifício de acesso na superfície oclusal. Isto permitiu um acesso fácil ao parafuso do pilar da coroa. Os padrões de cera foram padronizados utilizando um molde derramado. Um total de oitenta padrões de cera foram fabricados e fundidos juntamente com os pilares fresados e as coroas foram torcidas aos implantes dentários. Foi colocada uma bola de algodão no interior do orifício de acesso e este foi fechado com compósito fotopolimerizável. Os parafusos dos pilares feitos à medida foram apertados novamente através do orifício de acesso da superfície oclusal das coroas em diferentes intervalos de tempo. O conjunto implante/pilar restaurado foi submetido a um teste de carga cíclica com uma carga de 250 N a 2 Hz, $5x10^6$ ciclos. A duração da carga cíclica foi equivalente a 5 anos de mastigação. Quatro grupos de conjunto implante/pilar foram sujeitos a carga mecânica cíclica Rn, R5, R10, R15. Após a carga cíclica, os orifícios de acesso foram abertos com uma broca de diamante, o binário final foi medido e a perda de binário foi determinada. Todos os oitenta parafusos do pilar foram avaliados após a carga cíclica utilizando o estereomicroscópio. A ANOVA fatorial foi utilizada para analisar a significância estatística entre a quantidade de perda de torque dos conjuntos de pilares de implantes reapertados aos 5, 10 e 15 minutos em comparação com antes e depois da carga cíclica.

Verificou-se que a percentagem média de perda de torque era superior nos implantes/pilares não reapertados (Rn) em comparação com os implantes reapertados após o torque inicial, independentemente dos intervalos de tempo e do tempo de espera em ambos os sistemas de implantes/pilares. A percentagem média de perda de torque para o sistema de implantes dentários Adin aos 0 minutos para o grupo não reapertado (Rn) foi de 13,67%, o grupo de implantes/pilares reapertados após 5 minutos de torque inicial (R5) foi de 8,23%, o grupo de implantes/pilares reapertados após 10 minutos de torque inicial (R10) foi de 5,33%, o grupo de implantes/pilares reapertados após 10 minutos de torque inicial (R10) foi de 5,33%, o grupo de implantes/pilares reapertados após 10 minutos de torque inicial (R14) foi de 5,33% e o grupo de implantes/pilares reapertados após 10 minutos de torque inicial (R15) foi de 5,33%.A percentagem média de perda de binário para o sistema de implante dentário Indident aos 0 minutos para o grupo não reapertado (Rn) foi de 14,6%, o implante/pilar reapertado após 5 minutos de binário inicial (R5) foi de 7,80%, o implante/pilar reapertado após 10 minutos de binário inicial (R10) foi de 4.A percentagem média de perda de binário para o sistema de implantes dentários Adin no tempo decorrido de 5 minutos após a aplicação do binário final: o grupo não reapertado (Rn) foi de 15,33%, o grupo reapertado após 5 minutos de binário inicial (R5) foi de 9.A percentagem média de perda de binário para o sistema de implantes dentários Indident no tempo decorrido de 5 minutos após a aplicação do binário final: o grupo de implantes/pilares não apertados (Rn) foi de 14.80%, o grupo dos implantes/pilares reapertados após 5 minutos de torque inicial (R5) foi de 7,03%, o grupo dos implantes/pilares reapertados após 10 minutos de torque inicial (R10) foi de 4,07%, o grupo dos implantes/pilares reapertados após 15 minutos de torque inicial (R15) foi de 4,03%.A percentagem média de perda de torque para o sistema de implantes dentários Adin após carga mecânica cíclica para o grupo não reapertado (Rn) foi de 37,93%, o implante/pilar reapertado após 5 minutos de torque inicial (R5) foi de 28,00%, o implante/pilar reapertado após 10 minutos de torque inicial (R10) foi de 19,70%, o implante/pilar reapertado após 15 minutos de torque inicial (R15) foi de 18,30%.A percentagem média de perda de binário para o sistema de implantes dentários Indident após carga mecânica cíclica para o grupo de implantes/pilares não reapertados (Rn) foi de 61,30%, o grupo de implantes/pilares reapertados após 5 minutos de binário inicial (R5) foi de 20,27%, o grupo de implantes/pilares reapertados após 10 minutos de binário inicial (R10) foi de 15.A carga mecânica cíclica dos implantes teve influência na percentagem de perda de binário quando comparada com os implantes/pilares com carga não cíclica e com os implantes/pilares com carga cíclica. Entre os grupos reapertados, os pilares reapertados após 10 e 15 minutos de aplicação do binário inicial apresentaram uma menor percentagem de perda de binário do que os pilares reapertados após 5 minutos de aplicação do binário inicial, independentemente dos sistemas implante/pilar. A ordem decrescente da percentagem de perda de torque após carga mecânica cíclica foi Rn>R5>R10>R15.

A perda de torque foi observada em ambos os sistemas de implante/pilar Adin e Indident, independentemente do reaperto e do tempo de reaperto. A percentagem de perda de torque do sistema implante/pilar é diretamente proporcional ao tempo decorrido após a aplicação do torque inicial. O reaperto após a aplicação do binário inicial reduziu significativamente a percentagem de perda de binário. O reaperto dos implantes/pilares afectou o processo de assentamento entre as roscas e os encaixes dos parafusos dos sistemas de implante/pilar da Adin e da Indident. O fenómeno de assentamento das roscas dos parafusos após o aperto inicial também depende do tempo. O reaperto dos parafusos do pilar após 10 minutos da aplicação do binário inicial reduziu a perda média de binário e obteve uma melhor pré-carga, independentemente dos sistemas de implante/pilar. Ambos os sistemas de implante/pilar registaram uma perda de binário média mais elevada após uma carga mecânica cíclica. Clinicamente, esta perda de torque deve-se ao micromovimento das roscas do parafuso do implante/pilar aquando da carga oclusal do implante. O reaperto dos parafusos do pilar 10 minutos após a aplicação do binário inicial aumenta a pré-carga final através do efeito de substituição do assentamento e também reduz a perda de binário devido ao micromovimento dos encaixes dos parafusos durante a carga oclusal.

Referências

1. Breeding LC, Dixon DL, Nelson EW, Tietge JD.Torque necessário para desapertar parafusos de pilares de implantes de um só dente antes e depois da função simulada.Int J Prosthodont. 1993; 6:435-9

2. Burguete RL, Richard BJ, Toby K, e Eann AP. Caraterísticas de aperto para juntas aparafusadas em implantes dentários osteointegrados. JProsthetDent 1994; 71: 592-9

3. Jaarda MJ, Razzoog ME, Gratton DG. Comparação geométrica de cinco parafusos de retenção de próteses sobre implantes intercambiáveis.J ProsthetDent 1995; 74:373-9

4. Rangert, BR., Sullivan RM, Jemt TM. Controlo do fator de carga para implantes no segmento posterior parcialmente edêntulo. IntJ Oral Maxillofac Implants, 1996; 12: 360-70

5. Brunski, JB. Resposta óssea in vivo à carga biomecânica na interface osso/dente-implante. AdvDentRes. 1999; 13: 99-119

6. Weiss EI, Kozak D, Gross MD Efeito de fechos repetidos nos valores de torque de abertura em sete sistemas pilar-implante. J Prosthet Dent 2000;84:194-9

7. Bakaeen, LG, Winkler S, Neff, PA. O efeito do diâmetro do implante, do desenho da restauração e das variações da mesa oclusal no afrouxamento do parafuso de restaurações de implantes posteriores de um único dente. J Oral Implantology 2001;27: 63-72

8. Cibirka RM, Nelson S K, Lang BR, Rueggeberg FA Exame da interface implante-pilar após o ensaio de fadiga. J Prosthet Dent 2001;85:268-75

9. Martin WC, Woody RD, Miller BH, Miller AW. Rotações e pré-cargas do parafuso do pilar do implante para quatro materiais e superfícies de parafuso diferentes.J Prosthet Dent. 2001;86:24-32

10. Lee J, Kim YS, Kim CW, Han JS. Análise ondulatória do afrouxamento de parafusos de implantes utilizando um dispositivo de carga cíclica cilíndrica de ar. J Prosthet Dent. 2002; 88(4):402-

11. Tzenakis GK, Nagy WW, Fournelle RA, Dhuru VB O efeito do torque repetido e da contaminação salivar na pré-carga de parafusos protéticos de implantes de ouro. J Prosthet Dent 2002;88:183- 91

12. Siamos G, Winkler S, Boberick, KG. A relação entre a pré-carga do implante e o afrouxamento do parafuso em próteses suportadas por implantes. J Oral Implantology, 2002; 28, 67-73

13. Winkler S, Ring K, Ring JD, Boberick, KG. A mecânica dos parafusos dos implantes e o efeito de assentamento: uma visão geral. J Oral Implantology 2003:29: 242-5

14. Cantwell A, Hobkirk JA. Perda de pré-carga em parafusos de ouro de retenção de prótese em função do tempo. Int J Oral Maxillofac Implants 2004;19:124-32

15. Tan BF, Tan KB, Nicholls JI. Momento de flexão crítico das interfaces de articulação implante-pilar: efeito dos níveis de binário e do diâmetro do implante. . Int J Oral Maxillofac Implants 2004;19:648-58

16. Stuker R A, Teixeira E R, Beck J C P, Costa N P D Avaliação da pré-carga e da remoção do binário de três parafusos de pilar diferentes para restaurações de implantes unitários. J Appl Oral Sci.2008;16(1):55-8

17. Kim S G et al Avaliação in vitro do valor de torque inverso do parafuso do pilar e da abertura marginal num desenho de prótese parcial fixa implanto-suportada com parafuso e cimento. Int J Oral Maxillofac Implants 2009;24:1061-7

18. Guda T, Ross TA, Lang LA, Millwater HR. Análise probabilística da pré-carga no parafuso do pilar de um complexo de implantes dentários. J Prosthet Dent 2008;100:183-93

19. Spazzin AO, Henrique GE, Nóbilo MA, Consani RL, Correr-Sobrinho L, Mesquita MF.Efeito do retorque no torque de afrouxamento de parafusos protéticos sob dois níveis de ajuste de próteses implanto-suportadas. Braz Dent J. 2010 Jan;21:12-7

20. Saliba F M et al Um método racional para avaliar os valores de torque de desparafusamento de parafusos protéticos em implantes dentários. J Appl Oral Sci 2011;19:63-7

21. Delben JA, Gomes EA, Barao VA, Assunçao WG.Avaliação do efeito do reaperto e da ciclagem mecânica na manutenção da pré-carga de parafusos de retenção. Int J Oral Maxillofac Implants. 2011;26:251-6

22. Cashman PM et al Análise in vitro dos valores de torque reverso pós-fadiga na interface pilar dentário/implante para um design de pilar unitário. J Prosthodont 2011;20:503-9

23. Yao, KT, Kao HC, Cheng CK, Fang HW, Yip SW, Hsu ML. O efeito dos momentos de torção no sentido horário e anti-horário no afrouxamento do parafuso do pilar. Clin Oral Implants Res, 2012; 23: 1181-6

24. Jorge JR, Barao VA, Delben JA, Assuncao WG. O papel do sistema implante/pilar na manutenção do torque dos parafusos de retenção e desajuste vertical de coroas implanto-suportadas antes e após ciclagem mecânica.Int J Oral Maxillofac Implants. 2013;28:415-22

25. Pintinha M, Camarini ET, Sábio S, Pereira JR.Efeito da carga mecânica no torque de remoção de diferentes tipos de pilares de conexão cônica para implantes dentários.J Prosthet Dent. 2013 ;24:383-8

26. Vianna Cde A, Delben JA, Barao VA, Ferreira MB, dos Santos PH, Assunçao WG. Estabilidade de torque de diferentes parafusos de pilares submetidos a ciclagem mecânica. Int J Oral Maxillofac Implants. 2013;28:209-14

27. Bernardes SR, da Gloria Chiarello de Mattos M, Hobkirk J, Ribeiro RF. Perda de pré-carga em articulações de implantes parafusados em função do tempo e das seqüências de aperto/desaperto. Int J Oral Maxillofac Implants. 2014 ;29:89-96

28. . Neto, DJR, Silva, GM, Cerutti-Kopplin D, Pereira JR, Raush, KC, do Valle AL . Mensuração do torque de afrouxamento de componentes protéticos em implantes com conexão cônica Morse. Revista de Investigação em Medicina Dentária, 2014; 2: 335-42

29. Kim KS, Han JS, Lim YJ. Assentamento de pilares em implantes e alterações no torque de remoção em cinco diferentes conexões implante-pilar. Parte 1: Carga cíclica. Int J Oral Maxillofac Implants. 2014;29:1079-84

30. Gupta S, Bhargava A, Bansal S, Sahajwani A. Economia de parafusos. O caminho para o sucesso dos implantes. Jornal de especialidades dentárias, 2014;2:120-2

31. Xia D, Lin H, Yuan S, Bai W, Zheng G. Dynamicfatigueperformanceof implantabutment assemblies with different tightening torque values. Biomed Mater Eng. 2014;24:2143- 9

32. Bulaqi HA, Mousavi Mashhadi M, Safari H, Samandari MM, Geramipanah F . Natureza dinâmica do reaperto do parafuso do pilar: estudo de elementos finitos do efeito do reaperto no efeito de assentamento.J ProsthetDent. 2015; 113:412-9

33. Cho WR, Huh YH, Park CJ, Cho LR. Efeito da carga cíclica e do reaperto no valor do torque reverso em implantes externos e internos. J Adv Prosthodont. 2015; 7:288-93

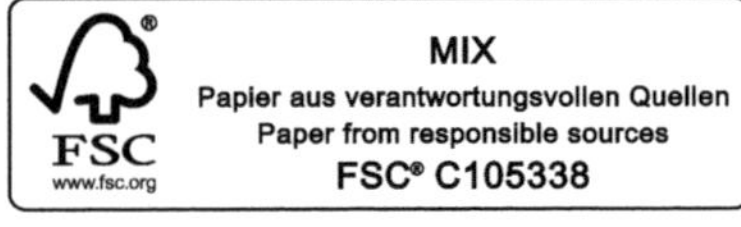

Printed by Books on Demand GmbH, Norderstedt / Germany